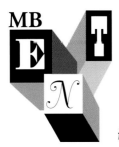

JN095122

編集企画にあたって……

私事ではあるが，2022年8月で45歳になった．

その間，子宮頸がんで友人を1人亡くしている．彼女は30代で幼い女の子を残して亡くなった．それは，2013年，ちょうどHPVワクチンが定期接種化されたものの，短期間で積極的な勧奨を差し控えた時期と重なる．HPV感染は，性行為歴があればだれもが感染しうるウイルスである．しかし，友人は，子宮頸がんとわかってから，義理の家族がなんとなく冷たいことをこぼし（誰からウイルスをもらったのといわれたそう），同時に残される娘のことをいつも心配していた．「娘にはHPVワクチンを接種してもらいたいな．」と亡くなる前に私に話してくれていた．

2022年4月，HPVワクチン定期接種の積極的勧奨がようやく再開された．彼女が亡くなって10年近く経過していることに気づき，時の流れの速さに驚いた．同時に，この「接種ができなかった」期間に若い時期をすごしていた女性たちの将来が心配になった．

HPV関連がんは，全世界のがんの約5%を占め，女性のがんに限れば約11%を占めるとされる，HPV感染が原因で起こるがんである．近年，世界的にHPV関連中咽頭がんは増加している．また，子宮頸がんは発展途上国で多いとされているが，先進国では日本だけが罹患数・死亡数が増加している現状である．

HPVワクチン定期接種の積極的勧奨を機に，科や職種をまたいで，HPVについて正確な情報を学び，一般市民の方にお伝えする必要があると痛感した．一臨床医として何かできないか考えていたところ，今回，産婦人科，泌尿器科，腫瘍内科，耳鼻咽喉科と科・疾患をまたいでHPVについて特集できる機会をいただいた．本雑誌一冊で，HPV関連がんについて，HPVワクチン接種の正確な情報等について理解できるよう，作成に心がけた．貴重な機会をいただきまして本当にありがとうございます．

今後，HPVについて正確な情報が，患者さんのみならず読者の方々のご家族，友人，親しい方々にも伝わるように心より願っている．

最後に，天国にいるMへ．あなたの娘は自身の判断で，HPVワクチンを接種すると教えてくれましたよ．

2022年12月

山﨑知子

KEY WORDS INDEX

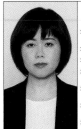

伊東　和恵
（いとう　かずえ）

2011年	山口大学卒業
	別府医療センター，研修医
2013年	大分大学医学部耳鼻咽喉科学講座入局
2015年	大分県立病院耳鼻咽喉科
2018年	大分大学医学部附属病院耳鼻咽喉科・頭頸部外科，臨床助教
2018年	国立がん研究センター東病院頭頸部内科，短期レジデント
2020年	大分大学医学部附属病院耳鼻咽喉科・頭頸部外科，臨床助教
2022年	宮城県立がんセンター頭頸部内科，診療科長

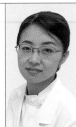

工藤　梨沙
（くどう　りさ）

2008年	新潟大学卒業
2010年	同大学産科婦人科学教室入局
2019年	同大学大学院分子細胞医学修了
2021年	同大学産科婦人科学教室，助教

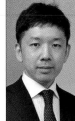

西村　在
（にしむら　あり）

2015年	徳島大学卒業
	奈良県立医科大学附属病院，初期研修医
2016年	同大学耳鼻咽喉・頭頸部外科入局
2017年	同大学附属病院耳鼻咽喉・頭頸部外科，後期研修医
2020年	静岡県立静岡がんセンター消化器内科，がん薬物療法修練レジデント
2022年	同科，チーフレジデント
2022年3月～	奈良県立医科大学耳鼻咽喉・頭頸部外科学，臨床助教

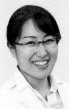

上田　百合
（うえだ　ゆり）

2009年	東京医科大学卒業
2011年	同大学耳鼻咽喉科入局
	東京医科大学関連病院を経て
2016年	国立がん研究センター東病院頭頸部内科，レジデント
2020年	同，医員
2021年	東京医科大学耳鼻咽喉科・頭頸部外科学分野，助教

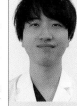

栗岡　勇輔
（くりおか　ゆうすけ）

2017年	岡山大学卒業
	姫路赤十字病院，初期研修医
2019年	同，後期研修医
2020年	倉敷中央病院，後期研修医
	姫路中央病院，後期研修医
2021年	姫路赤十字病院，後期研修医
2022年	高知大学腫瘍内科，特任助教

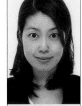

山﨑　知子
（やまざき　ともこ）

2002年	岩手医科大学歯学部卒業
2006年	同大学医学部卒業
	岩手県立中央病院初期研修医・消化器内科
2009年	国立がん研究センター東病院消化器内科レジデント
2012年	同病院頭頸部内科がん修練専門医
2014年	同病院頭頸部内科／先端医療科，医員
2016年	順天堂大学大学院修了 宮城県立がんセンター頭頸部内科，科長
2022年	埼玉医科大学国際医療センター頭頸部腫瘍科，教授

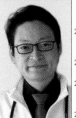

尾上　琢磨
（おのえ　たくま）

2007年	大阪市立大学卒業
	兵庫県立病院群，初期研修医
2009年	兵庫県立がんセンター腫瘍内科，専攻医
2011年	国立がん研究センター東病院臨床開発センター研修
2012年	兵庫県立がんセンター腫瘍内科

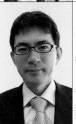

神波　大己
（かんば　ともみ）

1992年	京都大学卒業
	同大学泌尿器科入局
1993年	倉敷中央病院泌尿器科
1994年	滋賀県立成人病センター泌尿器科
2003年	京都大学大学院医学研究科博士課程学位取得（医学博士）
	米国カリフォルニア大学サンフランシスコ校留学
2005年	京都大学大学院医学研究科泌尿器科，助手（現助教）
2011年	同，講師
2014年	同，准教授
2016年	熊本大学大学院生命科学研究部泌尿器科学講座，教授

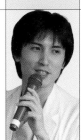

黒澤　めぐみ
（くろさわ　めぐみ）

2015年	新潟大学卒業
2017年	同大学産婦人科入局
	以後，県内の関連病院で勤務
2019年	新潟大学産婦人科
2021年～	同大学大学院医歯学総合研究科（博士課程）在学中

小山　泰司
（こやま　たいじ）

2008年	大阪医科大学卒業
	大阪赤十字病院，初期研修医
2010年	同病院耳鼻咽喉科，後期研修医
2013年	同科
2014年	神戸大学医学部附属病院感染症内科，クリニカルフェロー
2018年	同病院腫瘍・血液内科

CONTENTS

ヒトパピローマウイルス(HPV)
—ワクチン接種の積極的勧奨にあたり知っておくべき知識—

編集企画／山﨑知子
埼玉医科大学
国際医療センター教授

Monthly Book ENTONI　No. 281/2023. 3　目次

編集主幹／曾根三千彦　香取幸夫

【ENTONI® （エントーニ）】
ENTONIとは「ENT」（英語のear, nose and throat：耳鼻咽喉科）にイタリア語の接尾辞 ONE の複数形を表す ONI をつけ，耳鼻咽喉科領域を専門とする人々を示す造語.

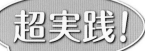

超実践！

がん患者に必要な 口腔ケア

― 適切な口腔管理でQOLを上げる ―

編集 山﨑知子（宮城県立がんセンター頭頸部内科 診療科長）

2020年4月発行　B5判　120頁
定価4,290円（本体3,900円＋税）

がん患者への口腔ケアについて、重要性から実際の手技、さらに患者からの質問への解決方法を、**医師・歯科医師・歯科衛生士・薬剤師・管理栄養士の**多職種にわたる執筆陣が**豊富なカラー写真・イラスト、わかりやすいWeb動画**とともに解説！

医科・歯科を熟知したダブルライセンスの編者が送る、実臨床ですぐに役立つ1冊です！

目 次

全日本病院出版会 〒113-0033 東京都文京区本郷 3-16-4　Tel:03-5689-5989
www.zenniti.com　　　　　　　　　　　　　　　　　Fax:03-5689-8030

MB ENT, 281：1-11, 2023

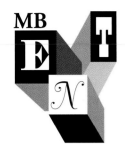

◆特集・ヒトパピローマウイルス(HPV)—ワクチン接種の積極的勧奨にあたり知っておくべき知識—

子宮頸がんにおける HPV ワクチンの安全性と有効性，今後の課題

黒澤めぐみ[*1]　　関根正幸[*2]　　山口真奈子[*3]
工藤梨沙[*4]　　榎本隆之[*5]

Abstract　有効性に関しては，世界から HPV 感染率や前がん病変の減少に加えて浸潤がんの減少効果が報告されている．本邦においても積極的勧奨中止前の HPV ワクチン接種率の高かった世代を対象とした研究で，HPV 感染率や前がん病変の減少に関する報告が相次いでいる．一方で，安全性についての検討も国内外で行われており，いずれも HPV ワクチンの安全性を否定するものではないことが報告されている．WHO は 2020 年 1 月に「接種ストレス関連反応(immunization stress-related responses：ISRR)」という概念を提唱し，これらの状況を受けて 2022 年 4 月には積極的勧奨が再開され，キャッチアップ接種も開始された．キャッチアップ接種に関しては，20 代以降の効果がまだ不明確であることや，HPV ワクチン接種の国家データベースが存在しないことなどの課題が残っている．今後は本邦においても，浸潤がんおよびキャッチアップ接種の有効性を検証する必要がある．

Key words　HPV ワクチン(HPV vaccination)，積極的勧奨再開(resumption of proactive recommendation)，キャッチアップ接種(catch-up vaccination)，接種ストレス関連反応(immunization stress-related responses：ISRR)，HPV 関連中咽頭がん(HPV-related oropharyngeal cancer)

はじめに

本邦では，積極的勧奨差し控えにより全国で約 70％だったワクチン接種率は 2014 年以降 1％未満に激減した[1)2)]．一方，世界では HPV ワクチン接種によりハイリスク HPV 感染と前がん病変発症の減少効果が報告され[3)4)]，2020 年には浸潤がん発症率の減少も実証されている[5)]．

HPV ワクチン接種の可否については厚労省の専門家会議で継続的に議論され，2021 年 11 月 12 日の会議において，安全性について特段の懸念が認められないことが確認され，接種による有効性が副反応のリスクを明らかに上回ると認められた．

以上を受け，2022 年 4 月には積極的勧奨が再開され，同時に定期接種の機会を逃した学年の女性に対してキャッチアップ接種も開始された．本稿では，積極的勧奨の再開に至るまでのワクチンの安全性と有効性のデータを解説し，今後の本邦の課題に言及したい．

HPV ワクチンの安全性

1．海外からの安全性の報告

1）WHO をはじめとする世界各国からの HPV ワクチンの安全性の検討

世界各国で HPV ワクチンの安全性についての検討が行われており，これらの解析結果をもとに

*1 Kurosawa Megumi，〒 951-8510　新潟県新潟市中央区旭町通 1-757　新潟大学医学部産科婦人科学教室
*2 Sekine Masayuki，同，准教授
*3 Yamaguchi Manako，同，特任助教
*4 Kudo Risa，同，助教
*5 Enomoto Takayuki，同，特任教授

WHO ワクチン安全性諮問委員会(Global Advisory Committee on Vaccine Safety：GACVS)は繰り返し HPV ワクチンについての安全性の声明を出している[6]．米国における HPV ワクチンと体位性頻脈症候群(postural orthostatic tachycardia syndrome：POTS)との関連を検討した報告では，HPV ワクチンと POTS との関連性はないと結論づけられた[7]．英国では 2012 年に複合性局所疼痛症候群(complex regional pain syndrome：CRPS)との関連が調査されたが，HPV ワクチンとは関連なしと報告している[8]．さらに，フランスで行われた HPV ワクチンとギランバレー症候群などの自己免疫性疾患のリスクの検討でも，HPV ワクチン接種と自己免疫性疾患のリスク増加との関連はみられなかった[9]．

2）Cochrane review における安全性の検討

26 件のランダム化比較試験(randomized control trial：RCT)メタ解析の review が Cochrane Library にて報告され[10]，15〜26 歳の女性における重篤な副反応のリスクが HPV ワクチン接種で増加することは認められなかったと結論づけた．短期的な局所反応のリスク比(risk ratio：RR)は対照群と比較して 1.18-1.73 であったが，全身的な事象や重篤な副反応のリスクについては RR 1.20，95％CI：0.95-1.07 と対照群とワクチン接種群は同等であった．

3）接種ストレス関連反応

予防接種ストレス関連反応(immunization stress-related responses：ISRR)はストレス反応として観察される多様な症状・徴候スペクトラムに関連する包括的概念として，2019 年 GACVS より提唱された[11]．ISRR は新生児期から青年まであらゆる年代で接種されるすべてのワクチンによって生じ得るものであり，特に 10 代の女性は予防接種に不安を持ちやすく，ISRR が起こりやすいことが知られている[12]．その他，リスク因子としてうつ病などの既往，低体重，ワクチン接種への恐怖・不安，血管迷走神経反射の既往などが挙げられる．ISRR を予防するためには接種対象者と信頼関係を築き，自信を持ってリラックスしたアプローチを行うこと，傾聴を心がけて接種対象者の気持ちを確かめること，正しい情報提供をすること，保護者とのコミュニケーション，痛みの軽減のための年齢に応じた適切なアプローチを行うことが重要であるとされている[13]．

2．本邦からの安全性の報告

1）厚生労働省指定研究班が実施した全国疫学調査(祖父江班)

厚生労働省指定研究班が実施した全国疫学調査(祖父江班)[14]では，青少年における「疼痛または運動障害を中心とする多様な症状」について，その頻度と特性を調査した．調査対象は 18,302 診療科，調査対象症例基準は以下の ①〜④ すべてを満たすものとされ，2015 年 7 月 1 日〜12 月 31 日の 6 か月間に調査が行われた．

① 年齢：12〜18 歳

② 以下の症状が少なくとも 1 つ以上ある

(疼痛および光や音，匂いの感覚の障害または運動障害，または自律神経症状や認知機能の障害)

③ ② の症状が 3 か月以上持続している

④ ② および ③ のため，通学や就労に影響がある

以上 ①〜④ のすべてを満たすことと一次調査で該当患者ありと回答した 508 診療科に個人票を送付し臨床疫学特性の情報収集を行った．その結果，HPV ワクチン接種歴のない者においても，HPV ワクチン接種後に報告されている症状と同様の「多様な症状」が一定数存在したことが報告され，これらの結果から HPV ワクチン接種と接種後に生じたとされる症状との因果関係は言及できないと結論づけられた．

2）名古屋スタディ

2016 年に行われた名古屋市調査[15]では HPV ワクチン接種後に報告された多様な症状とワクチンの潜在的な関連性を評価するため，名古屋市で 1994〜2001 年生まれの女性 71,188 人を対象に，質問票を用いた調査を実施し，回答の得られた

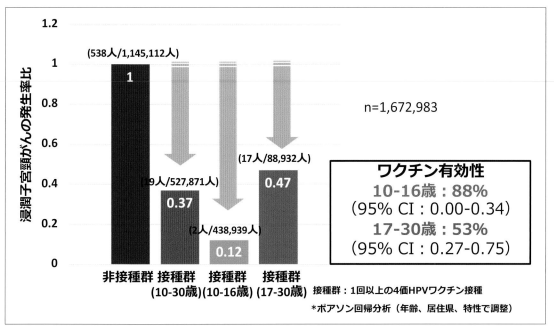

図 1. 浸潤がんに対するワクチンの予防効果
（スウェーデンからの報告：文献5から作図）

29,846人の解析を行った．被害者団体の意見を踏まえた24の症状について，発症の有無，症状による病院受診，現在の症状の頻度，通学や修行への影響，HPVワクチン接種歴，接種したワクチンの種類，接種を途中でやめた理由について検討を行った．非接種群と比較して，24の症状のいずれの発症率も接種群で有意な上昇は認められなかった．

3．HPVワクチン接種後に生じた症状の診療について

全国疫学調査，名古屋スタディから，本邦においてもHPVワクチンの安全性が報告された．厚生労働省はHPVワクチンの接種後に生じた症状について，患者へより身近な地域において適切な診療を提供するため，各都道府県において協力医療機関を選定している．厚生労働省のHPでは，HPVワクチン接種後に気になる症状が出た場合にはまず接種医療機関など地域の医療機関を受診し，協力医療機関の受診については，接種を受けた医師またはかかりつけの医師に相談するよう説明しており，協力医療機関リストも掲載されている．

（参照：厚生労働省HP「ヒトパピローマウイルス感染症の予防接種後に生じた症状の診療に係る協力医療機関について」https://www.mhlw.go.jp/bunya/kenkou/kekkaku-kansenshou28/medical_institution/index.html）

HPVワクチンの有効性

1．浸潤がんの予防効果

これまで浸潤子宮頸がんに対する有効性についての報告は，フィンランドからの小規模の報告[4]のみであったが，2020年10月にスウェーデンから167万2983人の国家規模での浸潤子宮頸がん減少効果が報告された[5]．これは10〜30歳の4価HPVワクチンを接種した女性を対象とし，31歳まで追跡調査を行ったもので，17歳未満でのワクチン接種で子宮頸がん発症率が88％減少したと報告した．これはHPVワクチンが本来の目的である浸潤子宮頸がんを防ぐ効果を，国家的なデータベースを用いて大規模に検証した世界初の報告である．さらに，17〜30歳でキャッチアップ接種を受けた女性でも53％の浸潤子宮頸がんの減少効果が認められた（図1）．その後，2021年にはデンマークとイングランドからも浸潤がんの減少効果が報告されている[16][17]．

2．前がん病変の予防効果

本邦でも公費助成の開始された 2010 年に 16 歳で HPV ワクチン接種を受けた最年長学年である 1994 年度生まれの女性が 2014 年度より子宮頸がん検診の対象年齢に到達したことから，解析結果が各地より報告されている．

細胞診異常率に関しては，宮城県と秋田県より子宮頸がん検診データを用いた報告があり，小沢らによる宮城県からの報告では，20～24 歳の子宮頸がん検診受診者の ASC-US 以上の細胞診異常率はワクチン接種群で 2.41％（8/332），非接種群で 5.03％（148/2,940）であり，こちらも接種群で有意に細胞診異常率が低かった（$P=0.03$）[18]．田中らによる秋田県からの報告では 20～24 歳の子宮頸がん検診受診者において ASC-US 以上の細胞診異常率はワクチン接種群では 0.24％（1/413），非接種群では 2.04％（41/2,012）であり接種群で有意に細胞診異常率が低かった（$P=0.01$）[19]．また，今野らの全国 16 か所における子宮頸がん検診データを用いた報告では，20 歳台における HSIL 以上の組織診異常率はワクチン接種群で 0.20％（4/1,969），非接種群では 0.66％（138/20,774）であり，接種群で有意に低く（$P=0.01$），有効性は 69％であったと報告している[20]．しかし，これらの研究の limitation として，ワクチン接種歴が本人の記憶のみに基づいたものであり実際の接種の有無を反映していない可能性があること，今野らの研究では非接種群の年齢が接種群よりも高く，対象年齢の違いが結果に影響している可能性が否定できなかった．

日本医療研究開発機構（AMED）榎本班では，2011 年から行っていた厚生労働省科学研究補助事業に引き続き，2015 年より HPV ワクチンの有効性を評価するための大規模疫学研究を行っている．その中では NIIGATA study，OCEAN study，J study という 3 つの異なる手法で有効性の解析が行われている．

1）NIIGATA study

筆者らが行っている NIIGATA study は新潟県内 20～26 歳の女性を対象として，自治体の子宮頸がん検診受診者を登録し，HPV 感染率，細胞診異常率，組織診異常率をワクチン接種群と非接種群とで比較する横断研究である．研究登録者にはアンケートに回答いただき，初交年齢，性交経験人数，HPV ワクチンの接種歴について確認している．また，HPV ワクチン接種歴はアンケートによる自己申告に加えて，自治体の接種記録からワクチン接種の有無，種類，接種日と接種回数を確認している．NIIGATA study の行った調査で，公費接種対象となっていた女性では過去のワクチン接種の記憶が曖昧であることが明らかとなった[21)22]．本人が接種したことを覚えていない，あるいは本人は接種した覚えがあるが自治体には接種記録がないという女性が約 20％おり，さらに陰性反応適中度は 54.5％と低く，自己申告で接種なしと回答したうちの約半数が実際には接種している，つまりワクチンを接種したことを忘れていたことが明らかとなり，正確なワクチンの有効性解析には自治体記録の確認が重要となる．NIIGATA study では性的活動性（初交年齢，性交経験人数）と自治体接種歴の確認により，より正確なワクチンの有効性解析が可能となっている．これまでに，性的活動性の因子も加えた HPV ワクチン接種による正確なワクチンの有効性を算出し報告した[23]．20～22 歳の HPV2 価ワクチン接種者 1,355 人（74.7％）と非接種者 459 人（25.3％）のうち，ワクチン接種者では HPV16/18 型感染率が 0.2％であったのに対し，非接種者の感染率は 2.2％で HPV16/18 型に対するワクチンの有効性は 91.9％（$P<0.01$）と非常に高かった．さらに初交前にワクチンを接種した登録者に解析対象を限定すると，HPV16/18 型に対する有効率は 93.9％（$P=0.01$）に上昇し，さらに各型別に効果をみたところ交差防御効果が報告されている HPV31/45/52 型に対する有効性も示された（有効率 67.7％（$P=0.01$））．この HPV16/18/31/45/52 型に対する効果を考慮すると，日本人における子宮頸がん患者の 80％は HPV16/18/31/45/52 型が

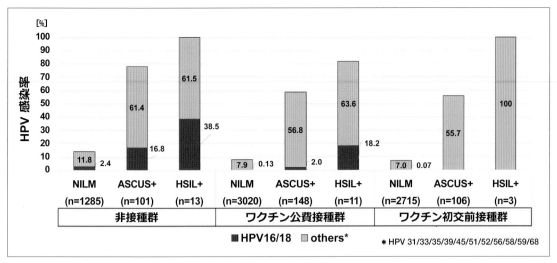

図 2. 日本における細胞診異常に対する予防効果
（文献 24 より作図）

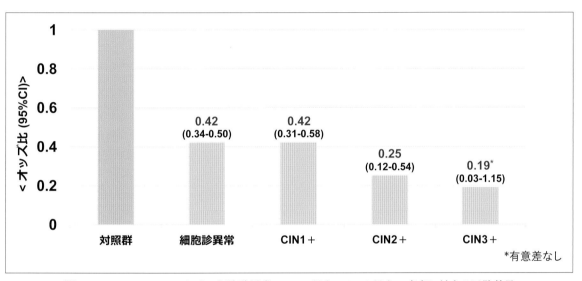

図 3. OCEAN study における細胞診異常，CIN1 以上，CIN2 以上の病変に対する予防効果
（文献 25 より作図）

関与しているため，子宮頸がんの発症を 80％ 以上予防できる可能性がある．また，20〜26 歳の女性を対象に細胞診異常に対する効果の解析を行ったところ，ワクチン接種者に HSIL 以上の細胞診異常（HSIL＋）の有意な減少が認められた．初交前接種群では HPV16/18 型関連の HSIL＋ を認めなかった[24]（図 2）．今後，2024 年には CIN2 以上の病変予防効果についての最終報告を行う予定である．

2）OCEAN study・J study

OCEAN study は大阪府における 12〜18 歳のワクチン接種者を登録・追跡し 20・25 歳時に HPV 検査，細胞診，組織診を行い非接種者と比較する前向き研究，J study は全国 31 自治体からデータ提供を受け，子宮がん検診細胞診異常群・正常群における HPV ワクチン接種割合の比較を行う症例対照研究である．J study では，2013 年 4 月〜2017 年 3 月に子宮がん検診を受診した 20〜24 歳の女性を対象とし，2,482 人の症例（細胞診異常）と 12,296 人の対照（細胞診正常）のデータを解析している[25]．細胞診異常，CIN1 以上，CIN2 以上の病変では有意に発生率を減少させたが，CIN3 以上の病変では症例数が少なく有意差を認めなかった（図 3）．

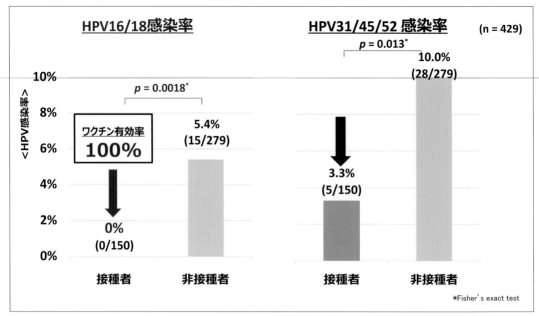

図 4. 日本におけるワクチンの長期持続効果
（文献 28 より作図）

3．HPV ワクチンの長期的効果

　もっとも長期の持続効果が確認されているのは4価ワクチンであり，2020 年に臨床試験である FUTURE II 試験の最終解析結果が報告された[26]．これは北欧 4 カ国で 4 価ワクチンを接種した 16〜23 歳女性におけるワクチンの長期的効果を検証したランダム化二重盲検プラセボ対照試験であり，HPV16/18 型関連 CIN はワクチン接種群では認められず，有効率は 100%（95%CI：94.7-100）であり，少なくとも 12 年間，最長で 14 年間の効果の持続が認められた．

　2 価ワクチンの臨床試験における長期的効果については，Costa Rica 試験[27]がもっとも観察期間の長い報告である．18〜25 歳の 2 価ワクチン接種女性のワクチン接種から 4 年後と 11 年後にワクチンの効果を評価したランダム化二重盲検プラセボ対照試験であり，11.1 年後（中央値）の HPV16/18 型関連の CIN2 以上および CIN3 以上に対するワクチンの有効性はそれぞれ 97.4%（95%CI：88.0-99.6），94.9%（73.7-99.4）であったと報告している．

　NIIGATA study では，2019 年度に新潟市の子宮がん検診を受診した 25〜26 歳（公費接種開始時に接種対象年齢であった 1994 年生まれの女性と，公費接種開始前世代の 1993 年生まれの女性）を対象に，2 価ワクチン接種から約 9 年経過した時点でのワクチンの HPV16/18 型感染に対する長期的効果の解析を行った[28]．解析対象は 429 人でアンケートによるワクチン接種歴と性的活動性（初交年齢，性交経験人数）の確認，自治体のワクチン接種記録の確認を行い，ワクチン接種者 150 人（35.0%）と非接種者 279 人（65.0%）を比較した．HPV ワクチン接種から HPV 検査までの平均期間は 102.7 か月（8.6 年），中央値は 103 か月（92〜109 か月）であった．これは 2 価ワクチンにおける real-world データで最長の観察期間であり，長期的効果に関して日本人を対象にした唯一の研究である．両群間で性的活動性に有意差は認められなかった．ワクチン非接種者では HPV16/18 型感染率が 5.4%（15/279）であったのに対し，接種者の感染率は 0%（0/150）と有意に低く（P＝0.0018），HPV16/18 型に対するワクチンの有効性は 100%であった．また，HPV31/45/52 型の感染率はワクチン非接種者では 10.0%（28/279）であったのに対し，ワクチン接種群は 3.3%（5/150）と有意に低く（P＝0.013），有効率は 69.0%であり交差防御効果に関しても長期的効果が示された（図 4）．

　以上のような日本国内における科学的データの公表を受けて，厚生労働省は 2021 年 11 月に積極

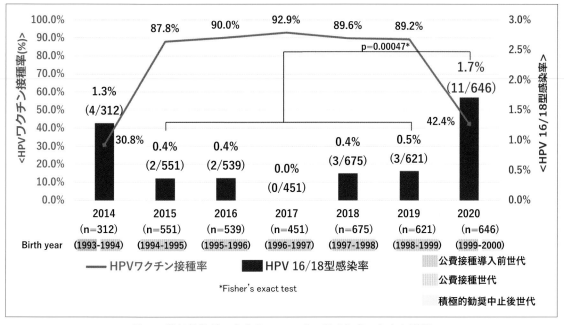

図 5. 積極的勧奨の中止が HPV16/18 型感染率に与えた影響
（文献 29 より作図）

的勧奨差し控えの終了を決定，2022 年 4 月より積極的勧奨が再開された．

本邦の課題と今後の開発

1．積極的勧奨の中止が日本人若年女性に与えた影響

2000 年度生まれ以降の女性は積極的勧奨中止により，HPV ワクチン接種率が激減した世代である．2000 年度生まれの女性が 2020 年度に子宮頸がん検診の対象となったことから，NIIGATA study では積極的勧奨中止の影響を評価するために 2014～2020 年度に新潟市で子宮頸がん検診を受診した 20～21 歳の HPV 感染率を調査した[29]．ワクチン接種率は 2014 年の 30.8％から 2015～2019 年には 90％前後まで上昇したものの，積極的勧奨中止世代が含まれる 2020 年には 42.4％に急減していた．HPV16/18 型感染率は，HPV ワクチン接種率の上昇に伴い，2014 年の 1.3％（4/312）から 2017 年には 0％（0/451）と大幅に減少したものの，積極的勧奨中止後のワクチン接種率の減少により 2020 年には 1.7％（11/646）と有意に増加した（$P=0.00047$）．特に，20 歳女性（2000 年生まれ）では，接種率が 28.2％に低下し，新潟県の接種率が約 90％と高かった公費接種世代（0.3％

（5/1,904）：1994～1999 年生まれ）に対して，HPV16/18 型感染率は 2.1％（10/476）（$P=0.00011$）であり，接種率低下による感染率上昇の可能性が示唆された（図 5）．前述した NIIGATA study におけるワクチン非接種の 20～22 歳女性の HPV16/18 型感染率が 2.2％であったことから，ほぼ同レベルまで再び感染率が上昇しているという衝撃的なデータであった．

また，八木らによる 24 自治体における 16 歳までの累積ワクチン接種率および 20 歳時点での細胞診異常率の経年変化を出生年毎に評価した報告によれば，1989～1993 年生まれのワクチン導入前世代よりも 1994～1999 年生まれのワクチン接種世代の細胞診異常率は有意に低かったが，接種率の激減した 2000 年生まれの細胞診異常率は 5.04％でありワクチン接種世代の 3.76％よりも有意に高かった[30]．この結果は，将来の子宮頸がんの罹患率・死亡率が接種率の高い生まれ年度（1994～1999 年度）と比較して上昇することを示唆している．

2．キャッチアップ接種の課題

2020 年のスウェーデンの浸潤がん予防効果の報告[5]に続き，2021 年にはデンマークとイングランドからも浸潤がんの減少効果が報告された

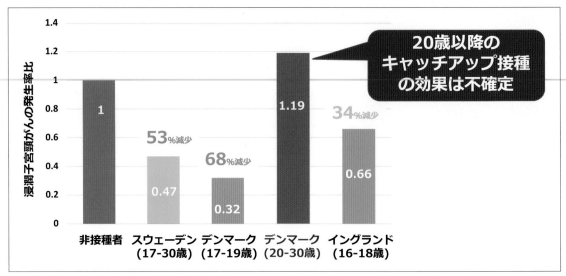

図 6. 浸潤がんに対するキャッチアップ接種の予防効果
（文献 5, 16, 17 より作図）

が[16][17], これらは接種年齢の違いによる減少効果の違いも報告している.

いずれの報告でも浸潤がんに対する予防効果について, 定期接種（16 歳以下）では確実な効果を認め, 20 歳未満でも効果がみられている一方で, 20 歳以降のキャッチアップ接種の効果は未だ不確定である（図 6）. 本邦でのキャッチアップ接種の対象者は, 積極的勧奨差し控えの時期に接種対象年齢（12〜16 歳）であった 9 学年で, 2022 年度においては 17〜25 歳, 2023 年度は 18〜26 歳, 2024 年度は 19〜27 歳の女性が該当する. 政府は 20 歳以上も対象にキャッチアップ接種を開始したが, その世代での効果を検証する必要がある.

また, HPV ワクチンにおいては接種記録を国が一括管理する国家データベースがなく, 接種記録の管理は各自治体に委ねられ, 保存期間も 5 年間と短い. そのような状況で, 前述したように NIIGATA study が行った調査では, 公費接種対象となっていた女性では過去のワクチン接種の記憶が曖昧であることが明らかとなっている[21][22]. そのため, すでに定期接種で 3 回の HPV ワクチン接種を受けた女性が, キャッチアップ接種によりワクチンを 4 回以上接種してしまう事例が発生する懸念がある. HPV ワクチンを 4 回以上接種した場合の副反応についての報告は非常に少ないが, 注射部位の局所反応が強く起こるとの報告が

あり[31][32], 副反応報道の過熱に注意が必要である. キャッチアップ接種にあたっては, 個人の記憶だけではなく, 母子手帳や自治体への問い合わせでの確認作業が必要で, 政府は早急に国家データベースの整備を進める必要がある.

3. HPV 関連中咽頭がんに対する有効性

中咽頭がんに占める HPV 関連がんの割合は, 米国 SEER（Surveillance, Epidemiology, and End Results）プログラムのデータによると, 1984〜1989 年には 16.3% であったものが年々増加しており, 2000〜2004 年では 72.7% に急増している[33]. 2014 年の報告によれば本邦でも中咽頭がん全体の 50% を HPV 関連がんが占めている[34]. 中咽頭がんは元々喫煙との関連が強く示唆されていたが, 近年の喫煙率の減少により HPV の占める割合が大きくなったものと考えられる. 中咽頭がんの発症に関しては, 子宮頸がんと同様にハイリスク HPV 感染が関与すると考えられているが, その自然史は未解明のままである. 子宮頸がんはハイリスク HPV 型の持続感染により, その一部が子宮頸部上皮内腫瘍（cervical intraepithelial neoplasia：CIN）いわゆる異形成と称される前がん病変になり, 軽度異形成（CIN1）→中等度異形成（CIN2）→高度異形成もしくは上皮内がん（CIN3）を経て 10 年以上かけて子宮頸がんに至るとされ, 自然史の解明により 20 歳からの検診の有

効性が示され実践されている．一方，中咽頭がん
では発がんの自然史が明らかとなっていないため
に検診制度が確立しておらず，無症状での早期発
見が困難である．さらに，子宮頸部と咽頭の違い
として，がん組織における HPV 感染プロファイ
ルの違いがある．日本人での子宮頸がんでは，
HPV16 型感染は約 60％であるが，中咽頭がんで
は HPV16 型感染が 85％と多数を占める[34]．中咽
頭における HPV 感染から前がん病変を経てがん
に至るプロセスの自然史を明らかにすることがで
きれば，中咽頭がんに対する二次予防法を確立で
きる可能性がある．また，HPV 関連中咽頭がんに
対する HPV ワクチンの効果が実証されれば，男
児への HPV ワクチン接種の後押しになると考え
られる．詳細は山崎らの稿に譲るが，NIIGATA
study でも子宮頸部と咽頭の HPV 感染プロファ
イルの違いなどの研究を進めている．

おわりに

世界では HPV ワクチンの導入により，子宮頸
がんは確実に排除に向かっている[35]．そのような
状況にありながら，HPV ワクチンの接種率が低
く，さらには検診受診も低い本邦は，子宮頸が
ん予防において世界に取り残されている．国内外
からのワクチンの安全性・有効性の科学的データ
の蓄積により積極的勧奨が再開されたが，接種率
を以前のように 80％近くまでに戻すにはかなり
の労力が必要と考えられる．ワクチンに対する国
民の意識と信頼を回復すべく，学校教育や市民へ
の啓発イベントなどにより，接種を受ける子ども
とその両親が十分な情報を理解して接種の決断を
行えるようにする必要がある．

我々は大規模疫学研究を継続し，キャッチアッ
プ接種の効果も含めて今後も科学的データを発信
し続ける予定である．さらには，学校や教育委員
会にも協力を依頼し，地域の啓発活動に尽力した
いと考えている．

参考文献

1) Sekine M, Kudo R, Yamaguchi M, et al：Japanse crisis of HPV vaccination. Int J Pathol Clin Res, **2**(2)：39, 2016.
2) Hanley SJ, Yoshioka E, Ito Y, et al：HPV vaccination crisis in Japan. Lancet, **385**(9987)：2571, 2015. doi：10.1016/s0140-6736(15)61152-7.
3) Drolet M, Benard E, Perez N, et al：Population-level impact and herd effects following the introduction of human papillomavirus vaccination programmes：updated systematic review and meta-analysis. Lancet, **394**(10197)：497-509, 2019. doi：10.1016/S0140-6736(19)30298-3.
4) Luostarinen T, Apter D, Dillner J, et al：Vaccination protects against invasive HPV-associated cancers. Int J Cancer, **142**(10)：2186-2187, 2018. doi：10.1002/ijc.31231.
5) Lei J, Ploner A, Elfstrom KM, et al：HPV Vaccination and the Risk of Invasive Cervical Cancer. N Engl J Med, **383**(14)：1340-1348, 2020. doi：10.1056/NEJMoa1917338.
   Summary 167 万人の国家規模で HPV ワクチンによる浸潤子宮頸がんの減少効果を世界で初めて実証したスウェーデンからの報告である．
6) Global Advisory Committee on Vaccine safety Statement on Safety of HPV vaccines. https://www.who.int/groups/global-advisory-committee-on-vaccine-safety/topics/human-papillomavirus-vaccines/safety
7) Arana J, Mba-Jonas A, Jankosky C, et al：Reports of Postural Orthostatic Tachycardia Syndrome After Human Papillomavirus Vaccination in the Vaccine Adverse Event Reporting System. J Adolesc Health, **61**(5)：577-582, 2017. doi：10.1016/j.jadohealth.2017.08.004.
8) MHRA：MHRA public assessment report. Cervarix HPC vaccine：update on UK safety experience at end of 4 years use in th HPV routine immunisation programme, 2012. https://assets.publishing.service.gov.uk/media/547307f540f0b6131200003d/con213228.pdf
9) Grimaldi-Bensouda L, Rossignol M, Koné-Paut I, et al：Risk of autoimmune diseases and human papilloma virus(HPV)vaccines：Six

years of case-referent surveillance. J Autoimmun, **79**：84-90, 2017. doi：10.1016/j.jaut.2017.01.005.

10) Arbyn M, Xu L, Simoens C, Martin-Hirsch PP：Prophylactic vaccination against human papillomaviruses to prevent cervical cancer and its precursors. Cochrane Database Syst Rev, **5**：CD009069, 2018. doi：10.1002/14651858.CD009069.pub3.

11) McMurtry CM：Managing immunization stress-related response：A contributor to sustaining trust in vaccines. Can Commun Dis Rep, **46**(6)：210-218, 2020. doi：10.4745/ccdr.v46i06a10.

Summary あらゆる世代ですべてのワクチンによって生じ得る反応として，接種ストレス関連反応(immunization stress-related response：ISRR)の概念が WHO より提唱された.

12) World Health Organization：Immunization stress-related response：a manual for program managers and health professionals to prevent, identify and respond to stress-related responses following immunization. 20 December 2019. https://www.who.int/publications/i/item/9789241515948

13) 岡部信彦：ワクチンの安全性にかかわる WHO の取り組み—予防接種ストレス関連反応(ISRR)という概念—. 産婦の実際, **70**：281-284, 2021.

14) 厚生労働省：第23回 厚生科学審議会予防接種・ワクチン分科会副反応検討部会，全国疫学調査(子宮頸がんワクチンの有効性と安全性の評価に関する疫学研究). 2016年12月16日, 2016.

15) Suzuki S, Hosono A：No association between HPV vaccine and reported post-vaccination symptoms in Japanese young women：Results of the Nagoya study. Papillomavirus Res, **5**：96-103, 2018. doi：10.1016/j.pvr.2018.02.002.

16) Kjaer SK, Dehlendorff C, Belmonte F, et al：Real-World Effectiveness of Human Papillomavirus Vaccination Against Cervical Cancer. J Natl Cancer Inst, **113**(10)：1329-1335, 2021. doi：10.1093/jnci/djab080.

17) Falcaro M, Castanon A, Ndlela B, et al：The effects of the national HPV vaccination programme in England, UK, on cervical cancer and grade 3 cervical intraepithelial neoplasia

incidence：a register-based observational study. Lancet, **398**(10316)：2084-2092, 2021. doi：10.1016/S0140-6736(21)02178-4.

18) Ozawa N, Ito K, Tase T：Beneficial Effects of Human Papillomavirus Vaccine for Prevention of Cervical Abnormalities in Miyagi, Japan. Tohoku J Exp Med, **240**(2)：147-151, 2016. doi：10.1620/tjem.240.147.

19) Tanaka H, Shirasawa H, Shimizu D, et al：Preventive effect of human papillomavirus vaccination on the development of uterine cervical lesions in young Japanese women. J Obstet Gynaecol Res, **43**(10)：1597-1601, 2017. doi：10.1111/jog.13419.

20) Konno R, Konishi H, Sauvaget C：Effectiveness of HPV vaccination against high grade cervical lesions in Japan. Vaccine, **36**(52)：7913-7915, 2018. doi：10.1016/j.vaccine.2018.05.048.

21) Yamaguchi M, Sekine M, Kudo R, et al：Differential misclassification between self-reported status and official HPV vaccination records in Japan：Implications for evaluating vaccine safety and effectiveness. Papillomavirus Res, **6**：6-10, 2018. doi：10.1016/j.pvr.2018.05.002.

22) Sekine M, Yamaguchi M, Kudo R, et al：Problems with catch-up HPV vaccination after resumption of proactive recommendations. Lancet Oncol, **23**(8)：972-973, 2022. doi：10.1016/S1470-2045(22)00259-5.

23) Kudo R, Yamaguchi M, Sekine M, et al：Bivalent Human Papillomavirus Vaccine Effectiveness in a Japanese Population：High Vaccine-Type-Specific Effectiveness and Evidence of Cross-Protection. J Infect Dis, **219**(3)：382-390, 2019. doi：10.1093/infdis/jiy516.

24) Kudo R, Sekine M, Yamaguchi M, et al：Effectiveness of human papillomavirus vaccine against cervical precancer in Japan：Multivariate analyses adjusted for sexual activity. Cancer Sci, **113**(9)：3211-3220, 2022. doi：10.1111/cas.15471.

25) Ikeda S, Ueda Y, Hara M, et al：Human papillomavirus vaccine to prevent cervical intraepithelial neoplasia in Japan：A nationwide case-control study. Cancer Sci, **112**(2)：839-846, 2021. doi：10.1111/cas.14682.

26) Kjaer SK, Nygård M, Sundström K, et al：Final analysis of a 14-year long-term follow-up study of the effectiveness and immunogenicity of the quadrivalent human papillomavirus vaccine in women from four nordic countries. EClinicalMedicine, **23**：100401, 2020. doi：10.1016/j.eclinm.2020.100401.

27) Porras C, Tsang SH, Herrero R, et al：Efficacy of the bivalent HPV vaccine against HPV 16/18-associated precancer：long-term follow-up results from the Costa Rica Vaccine Trial. Lancet Oncol, **21**(12)：1643-1652, 2020. doi：10.1016/s1470-2045(20)30524-6.

28) Kurosawa M, Sekine M, Yamaguchi M, et al：Long-term effectiveness of HPV vaccination against HPV infection in young Japanese women：Real-world data. Cancer Sci, **113**(4)：1435-1440, 2022. doi：10.1111/cas.15282.

29) Sekine M, Yamaguchi M, Kudo R, et al：Suspension of proactive recommendations for HPV vaccination has led to a significant increase in HPV infection rates in young Japanese women：real-world data. Lancet Reg Health West Pac, **16**：100300, 2021.(In eng). doi：10.1016/j.lanwpc.2021.100300.
Summary HPVワクチンの積極的勧奨中止によりワクチン接種率が激減した世代では，ワクチン接種率の高い公費接種世代と比べてHPV16/18型感染率が上昇していることを報告した.

30) Yagi A, Ueda Y, Ikeda S, et al：The looming health hazard：A wave of HPV-related cancers in Japan is becoming a reality due to the continued suspension of the governmental recommendation of HPV vaccine. Lancet Reg Health West Pac, **18**：100327, 2022. doi：10.1016/j.lanwpc.2021.100327.

31) Olsson SE, Villa LL, Costa RL, et al：Induction of immune memory following administration of a prophylactic quadrivalent human papillomavirus(HPV)types 6/11/16/18 L1 virus-like particle(VLP)vaccine. Vaccine, **25**(26)：4931-4939, 2007. doi：10.1016/j.vaccine.2007.03.049.

32) Garland SM, Cheung TH, McNeill S, et al：Safety and immunogenicity of a 9-valent HPV vaccine in females 12-26 years of age who previously received the quadrivalent HPV vaccine. Vaccine, **33**(48)：6855-6864, 2015. doi：10.1016/j.vaccine.2015.08.059.

33) Chaturvedi AK, Engels EA, Pfeiffer RM, et al：Human papillomavirus and rising oropharyngeal cancer incidence in the United States. J Clin Oncol, **29**(32)：4294-4301, 2011. doi：10.1200/JCO.2011.36.4596.

34) Hama T, Tokumaru Y, Fujii M, et al：Prevalence of human papillomavirus in oropharyngeal cancer：a multicenter study in Japan. Oncology, **87**(3)：173-182, 2014. doi：10.1159/000360991.

35) Simms KT, Steinberg J, Caruana M, et al：Impact of scaled up human papillomavirus vaccination and cervical screening and the potential for global elimination of cervical cancer in 181 countries, 2020-99：a modelling study. Lancet Oncol, **20**(3)：394-407, 2019.(In eng). doi：10.1016/s1470-2045(18)30836-2.

MB ENT, 281：12-18, 2023

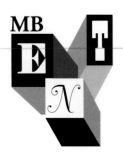

◆特集・ヒトパピローマウイルス(HPV)─ワクチン接種の積極的勧奨にあたり知っておくべき知識─

HPVウイルスの特徴とその感染様式，生じる疾患について

上田百合*

Abstract HPV はパピローマウイルス科に属する小型ウイルスであり，約 8000 塩基対の閉鎖環状二本鎖 DNA を有している．HPV には約 120 種類以上の遺伝子型が同定されており，このうち粘膜型 HPV は約 40 種類，そのうち発がんに関連する高リスク型 HPV は 15 種類とされている．高リスク型 HPV のうち特に頻度の高いものは HPV16・18 であり，子宮頸がんの約 70%に HPV16・18 が，中咽頭がんの約 90%に HPV16 が関与している．一方で，低リスク型 HPV として代表的なものは HPV6 や 11 であり，尖圭コンジローマなどに関連する．

HPV 感染の多くは一過性だが，約 10%の症例で持続感染が生じ，発がんにつながる．HPV 遺伝子の中では，E6・E7 から産生されるタンパク質が oncoprotein として知られており，これら遺伝子の過剰発現が細胞の増殖および転移能獲得に関与している．

Key words ヒトパピローマウイルス(human papillomavirus：HPV)，HPV 関連がん(HPV-related cancers)，頭頸部がん(head and neck cancers)，中咽頭がん(oropharyngeal cancer)，p16，E6・E7

はじめに

ヒトパピローマウイルス(human papillomavirus：HPV)は，パピローマウイルス科に属する直径約 50 nm の小型 DNA ウイルスであり，エンベロープを有さない球状のキャプシド内に，約 8000 塩基対の閉鎖環状二本鎖 DNA を有している[1]．本稿では，HPV の種類やゲノム構造，またどのように HPV が感染し発がんに関与しているかという点について記す．

HPV の型

HPV には約 120 種類以上の遺伝子型が同定されており，遺伝子型により関連する疾患が異なっている．良性疾患では疣贅・尖圭コンジローマ・再発性呼吸器乳頭腫が，悪性疾患では子宮頸がん・陰茎がん・肛門がん・そして中咽頭がんとの関連が指摘されている．

HPV を大別すると，まず皮膚に感染する皮膚型 HPV と生殖器粘膜に感染する粘膜型 HPV があり，このうち粘膜型 HPV は約 40 種類，そのうち発がんに関連する高リスク型 HPV は 15 種類(16，18，31，33，35，39，45，51，52，56，58，59，68，73，82 型)とされている[2]．高リスク型 HPV のうち特に頻度の高いものは HPV16・18 であり，子宮頸がんの約 70%に HPV16・18 が[3]，中咽頭がんの約 90%に HPV16 が関与していると報告されている[4]．

一方で，低リスク型 HPV として代表的なものは HPV6 や 11 である．これらは主に尖圭コンジローマなどを引き起こし，発がんに関与することは稀である．

HPV の感染様式

HPV の主な感染経路は性交渉である．性的活動のある全女性の約 70%は，少なくとも一度は

---

* Ueda Yuri，〒160-0023 東京都新宿区西新宿 6-7-1 東京医科大学耳鼻咽喉科・頭頸部外科学分野，助教

HPV に曝露されているといわれているが[5]，ほとんどが一過性の感染であり，約70%が1年以内に，約90%が2年以内に陰性化する[6]．本邦で行われた，子宮頸部の細胞学的低悪性度扁平上皮内病変(low-grade squamous intraepithelial lesion：LSIL)および子宮頸部上皮内腫瘍(cervical intraepithelial neoplasia：CIN)グレード1～2症例を対象とした前向き観察研究では，全体で約60%の症例で細胞診が正常化した一方で，高リスク型HPV の感染例のうち約20%はCIN3に進展していた[7]．すなわち，高リスク型HPV では持続感染する可能性が高くなり，発がんに至る場合がある．持続感染症例において，HPV の初回感染から子宮頸がん発生までの期間は，数年から数十年と推察されている．

また，中咽頭がんをはじめとした頭頸部がんに関連しているとされているのはオーラルセックスであり，近年のHPV 関連頭頸部がんの増加には，性習慣の変化が関連していると考えられる．HPV 陽性頭頸部がんのケースコントロール研究では，オーラルセックスパートナーが0人の場合に比して，1～5人の場合は2.7倍，6人以上の場合は5倍以上にオッズ比が増加していた．しかしながら同研究において，92人のHPV 陽性頭頸部がん患者のうち，オーラルセックスパートナーが0人の症例も複数存在していた[8]．HPV 関連がんは必ずしも性的活動性の高さを反映するものではなく，HPV 関連がんの予防としては，広い層に対するワクチン接種が重要と考えられる(ワクチンに関する詳細は別稿参照)．

なお，パピローマウイルス感染はヒト以外の哺乳動物や鳥類にも認められるが，HPV は宿主特異性が高く，種を越えて他の動物に感染することはない[9]．

HPV 感染とがん化

HPV の感染とがん化について，子宮頸がんにおいてはその段階的なメカニズムが解明されている．一方で，中咽頭がんにおいては，子宮頸がんのように明確な前がん病変からの発がん機構は明らかになっていない．まず，子宮頸がんにおけるメカニズムを述べる．

1．子宮頸がんにおける HPV 感染

子宮膣部の子宮内膜円柱上皮の境目である扁平円柱上皮境界(squamocolumnar junction：SCJ)は機械的刺激に弱いため，粘膜に外傷が生じやすく，まずここにウイルスが侵入する．基底幹細胞に感染したHPV は，ウイルスゲノムが宿主細胞のゲノムに組み込まれず核内で維持され，まだ増殖はしない「潜伏期」の状態となる．ここから，感染した基底幹細胞が分裂して粘膜上皮への分化を始めると，ウイルスDNA が複製される「増殖期」となる．この際に，キャプシド蛋白の発現も誘導され，ウイルスDNA はキャプシド蛋白によって包み込まれウイルス粒子を形成する．分裂した細胞は，最終的に分化して表皮細胞となり，これが剥離する際に内部のウイルス粒子が放出され，周囲への感染が広がる．抗原性の高いウイルス粒子は，血管のある真皮から離れた表層部で形成されるために，ウイルス血症が生じにくく免疫学的に排除されにくいことから，HPV の持続感染に繋がっていく[10](図1)．

HPV 感染が持続すると，HPV 遺伝子がヒト感染細胞の遺伝子に組み込まれるintegration が生じる．HPV ゲノムの中には初期遺伝子群(E1，E2，E4，E5，E6，E7)と後期遺伝子群(L1，L2)が存在しており，そのうち特にE6・E7 がコードするタンパク質は「oncoprotein」として発がんに深く関与している．integration の際に，E6・E7 の転写を抑制するE2 遺伝子の欠失変異が生じ，E6・E7 遺伝子の過剰発現が生じる．E6 は，がん抑制遺伝子であるp53 と結合し，p53 を不活化させる．また，E6 はアポトーシス誘導に関与するBak・EADD・pro-caspase8 と結合し，これらの働きを阻害する．また，E7 は，がん抑制遺伝子であるretinoblastoma(pRb)遺伝子を標的とし不活化させる．これらE6・E7 の作用により，細胞の増殖が促進され(proliferation)，さらに細胞不死

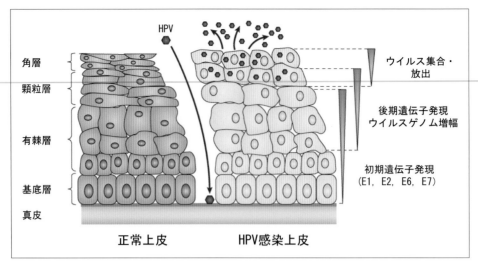

図 1. 子宮膣部における HPV 感染の経過

子宮膣部の扁平円柱上皮境界(SCJ)は機械的刺激に弱いため，HPV ウイルスの侵入門戸となる．同部位の基底幹細胞に感染した HPV は，ウイルスゲノムが宿主細胞のゲノムに組み込まれず核内で維持され，まだ増殖はしない「潜伏期」を経て，感染した基底幹細胞の分裂時にウイルス DNA が複製される「増殖期」となる．この際に，キャプシド蛋白の発現も誘導され，ウイルス DNA はキャプシド蛋白によって包み込まれウイルス粒子を形成する．分裂した細胞が，最上層から剝離する際に内部のウイルス粒子が放出され，周囲への感染が広がる
(文献 10 より引用改変)

化(immortalization)に至り，「がん化」の状態に至る．

さらに，E6 は PDZ ドメイン含有蛋白質と結合し，分解を促進する．PDZ ドメイン含有蛋白質は，細胞極性の維持や tight junction・GAP junction などの細胞間接着装置の形成に関与しており，E6 がこれを分解促進することで上皮-間葉移行(EMT)が誘導され，がんの浸潤・転移能が獲得されると考えられている[1][11](図2)．

このように，子宮頸がんにおいては，段階的な遺伝子変異とがん化のメカニズムがわかっており，検診により極力早期段階で異型細胞を検出し，対応することが重要である．また，oncoproteinである E6・E7 は，今後の治療ターゲットとして注目されている．

2．中咽頭がんにおける HPV 感染

HPV 関連中咽頭がんは大部分が口蓋扁桃や舌根に発生するが，これは HPV が扁桃組織に対する親和性が高いことに起因している．扁桃表層の扁平上皮は，扁桃陰窩を形成しており，ここからウイルスが侵入しやすく，また侵入した場合に排

除されにくい形態であることが関与していると考えられる．凹凸のある扁桃陰窩部分が感染巣となることで，HPV 陽性中咽頭がんは表層に腫瘍が露出しづらく，頸部リンパ節転移が初発症状となることもしばしば経験される．このため，中咽頭におけるごく早期の HPV 感染を，子宮頸がんのように表層細胞の擦過で検出することは難しく，前がん病変の良いスクリーニング方法は明らかになっていない．

HPV 感染の検出法

HPV 感染の検出法としては，HPV-DNA の検出(PCR 法や *in situ* hybridization：ISH)および p16 の免疫組織化学(immunohistochemostry：IHC)染色があり，それぞれ長所と短所が存在する(表1)[12]．

このうち，もっとも汎用されているのは p16 IHC であるが，これは実際の HPV を検出しているわけではなく，HPV 感染の代替マーカーとして用いられている．HPV 関連がんの p16 IHC 像は，核と細胞質のいずれもがびまん性に強陽性像

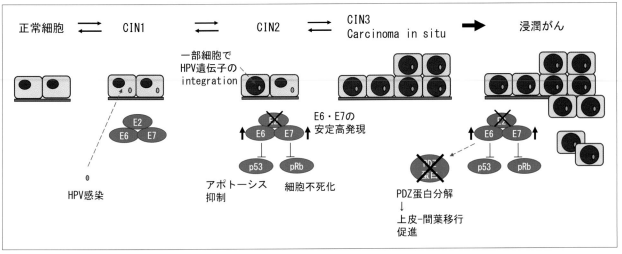

図 2. HPV 感染によるがん化の流れ

HPV 感染が持続すると，HPV 遺伝子がヒト感染細胞の遺伝子に組み込まれる（integration）．integration の際に，E6・E7 の転写を抑制する E2 遺伝子の欠失変異が生じ，E6・E7 遺伝子の過剰発現が生じる．E6 は，がん抑制遺伝子である p53 を不活化させアポトーシスを抑制し，また E7 は，がん抑制遺伝子である retinoblastoma（pRb）遺伝子を標的とし細胞を不活化させる．これら E6・E7 の作用により，細胞の増殖が促進され（proliferation）・細胞不死化（immortalization）が生じる．さらに，E6 は PDZ ドメイン含有蛋白質と結合し，上皮-間葉移行（EMT）を誘導することで，がんの浸潤・転移能が獲得される

（文献 1, 11 を参考に作成）

表 1. HPV 検出に用いられる検査法の長所・短所

検査法	長所	短所
p16 IHC	・高感度 ・FFPE 利用可能 ・転写活性の情報あり ・市販キット使用可能 ・簡便 ・低コスト	・低特異度 ・あくまで代理マーカー ・判定基準が未確立
HPV-DNA ISH	・高感度 ・FFPE 利用可能 ・HPV 感染細胞の可視化 ・市販キット使用可能 ・簡便	・少ウイルス量では感度低下 ・転写活性の情報なし
HPV-DNA PCR	・高感度 ・FFPE 利用可能 ・様々な HPV を検出可 ・市販キット使用可能 ・低コスト	・DNA 抽出が必要 ・転写活性の情報なし ・コンタミネーションリスク
HPV E6/E7 mRNA ISH （RNAscope®）	・高感度・高特異度 ・FFPE 利用可能 ・ウイルス転写産物を可視化 ・ルーチン検査に利用可能	・新しい技術であり，臨床的な検証が不十分
HPV E6/E7 mRNA PCR （RT-PCR）	・高感度・高特異度 ・臨床的意義のある HPV 感染が検出される	・新鮮凍結組織が必要 ・RNA 変性のリスク ・ルーチン検査には不向き

*FFPE：ホルマリン固定パラフィン包埋（formalin-fixed paraffin-embedded）検体
**RT-PCR：定量的逆転写 PCR（reverse transcription PCR）

（文献 12 より引用改変）

を示すことが特徴であり，染色強度が+2/3 以上で，腫瘍細胞の 75％以上が染色陽性である場合を p16 陽性とする判定基準がもっとも感度が高いとされ，汎用されている[13]．HPV 関連がんにおいて p16 IHC の過剰発現が生じる理由としては，前述の E6・E7 遺伝子によって p53 や pRb が不活化すると，より上流でサイクリン依存性キナーゼ(CDK)阻害作用を有するがん抑制遺伝子である p16 遺伝子が，ネガティブフィードバックにより過剰発現するためと考えられる[14]．

p16 IHC は手技が容易で安価であるのが利点だが，HPV 発現を直接検出しているわけではないことには留意する必要がある．p16 IHC 陽性症例の約 10％は HPV-DNA の PCR が陰性，つまり p16 の「偽陽性」であったとの報告もある[15]．同報告では，p16 偽陽性症例の予後は通常の p16 陽性症例と同様に良好だったとされているが，相反する(つまり p16 偽陽性症例は予後不良とする)報告もあり[16]，p16 偽陽性症例の予後についての見解は定まっていない．

一方で，HPV-DNA の検出法としては PCR と ISH があるが，それぞれ PCR には「宿主 DNA に integration しているかどうかが検出できない」点，HPV-DNA ISH には「ウイルス量が少ないと感度が低下する」という問題点がある．近年では，HPV E6/E7 mRNA の検出(PCR や ISH)がより高感度・高特異度であり予後と相関する検査として注目されているが，これは手技が煩雑で高コストであることなどの問題がある[17]．

以上から，今後も臨床的には p16 IHC が汎用されると予想されるが，p16 の偽陽性は今後引き続き考慮するべき問題だと考えられる．

HPV 感染に関連する耳鼻咽喉科疾患

1．悪性腫瘍

HPV に関連した頭頸部がんとしては，中咽頭がんが大多数を占めるが，一部では他の咽頭がん・口腔がん[18]・喉頭がん[19]・副鼻腔がん[20)21]などの報告もみられる．米国疾病予防管理センター(CDC)によると，子宮頸がんの約 90％，肛門がんの約 90％，膣がんの 75％，外陰・陰茎がんの約 60〜70％が HPV 関連とされている．頭頸部がんにおいては，中咽頭がんの 70％(うち扁桃がんでは 80％，舌根部がんでは 70％，他の中咽頭がんでは 40％)，口腔がんの 30％，喉頭がんの 20％で HPV の検出が報告されている[22]．HPV の検出割合には地域差があるものの，本邦の報告でも中咽頭がんの約 50％で HPV が検出されており[4]，喫煙者の減少により相対的に HPV 関連がんの頻度は上昇している．

HPV 関連中咽頭がんの予後が，HPV 陰性中咽頭がんに比して良好であることは複数の研究で示されており，TNM 分類も HPV の有無で分けられている．一方で，中咽頭がん以外の HPV 関連頭頸部がんの予後については，予後良好とする報告と予後は不変とする報告の両者が存在し，明確な結論は得られていない[23)24]．少なくとも，中咽頭がん以外の HPV 関連頭頸部がんにおいては，化学療法や放射線療法の感受性についての報告は乏しく，今後の研究が待たれる．

2．良性疾患

HPV に関連する良性疾患では，疣贅・尖圭コンジローマなどが代表的だが，耳鼻咽喉科領域では咽喉頭の乳頭腫，特に再発性呼吸器乳頭腫(喉頭気管乳頭腫)が重要である．再発性呼吸器乳頭腫には，乳幼児に発症する若年型と，成人に発生する成人型があり，特に若年型において多発・再発を繰り返すことが多く，臨床的に問題となる．

成人における再発性呼吸器乳頭腫の原因は不明なことが多いが，乳児においては，尖圭コンジローマ合併妊娠による母子感染が原因となり得る．尖圭コンジローマは，主に低リスク型 HPV である HPV6・11 によって引き起こされる性感染症であり，妊婦にこれが発症した場合，産道に病変を形成することで産道感染を起こす可能性がある．尖圭コンジローマ合併妊娠 1,000 例中 6.9 例の割合で産道感染による再発性呼吸器乳頭腫が生じるとされている[25]．再発性呼吸器乳頭腫を生じ

た場合には度重なる手術治療が必要となることもあり，注意を要する．

まとめ

HPV 感染の多くは一過性であるが，子宮頸がんのデータからは，約10%の症例で持続感染が生じ，発がんにつながっていく．特に，HPV16・18などにおいてはリスクが高い．HPV 遺伝子の中では，E6・E7 から産生されるタンパク質が oncoprotein として知られており，これら遺伝子の過剰発現が細胞の増殖および転移能獲得に関与している．

中咽頭がんは，HPV が扁桃組織に対する親和性が高いため，大部分が口蓋扁桃や舌根に発生する．陰窩が感染源となることが多く，その構造上，子宮頸がんのように前がん病変のスクリーニングは困難であるものの，HPV による発がんのメカニズムは類似していると推測される．今後は oncoprotein である E6・E7 などをターゲットとした治療も注目される．

参考文献

1) 温川恭至，清野　透：ヒトパピローマウイルスによる発がんの分子機構．ウイルス，**58**(2)：141-154, 2008.
   Summary HPV 遺伝子の中では，E6・E7 から産生されるタンパク質が oncoprotein として知られており，これらの過剰発現がアポトーシス抑制や細胞不死化，転移能獲得に関与する．

2) Muñoz N, Bosch FX, de Sanjosé S, et al：Epidemiologic classification of human papillomavirus types associated with cervical cancer. N Engl J Med, **348**(6)：518-527, 2003.

3) de Sanjose S, Quint WG, Alemany L, et al：Human papillomavirus genotype attribution in invasive cervical cancer：a retrospective cross-sectional worldwide study. Lancet Oncol, **11**(11)：1048-1056, 2010.

4) Hama T, Tokumaru Y, Fujii M, et al：Prevalence of human papillomavirus in oropharyngeal cancer：a multicenter study in Japan. Oncology, **87**(3)：173-182, 2014.

5) Bosch FX, de Sanjosé S：Chapter 1：Human papillomavirus and cervical cancer--burden and assessment of causality. J Natl Cancer Inst Monogr, **31**：3-13, 2003.

6) Ho GY, Bierman R, Beardsley L, et al：Natural history of cervicovaginal papillomavirus infection in young women. N Engl J Med, **338**(7)：423-428, 1998.
   Summary 608 例の女性の前向き観察研究．HPV のほとんどが一過性感染であり，約70%が1年以内に，約90%が2年以内に陰性化する．

7) Matsumoto K, Oki A, Furuta R, et al：Predicting the progression of cervical precursor lesions by human papillomavirus genotyping：a prospective cohort study. Int J Cancer, **128**(12)：2898-2910, 2011.

8) Gillison ML, D'Souza G, Westra W, et al：Distinct risk factor profiles for human papillomavirus type 16-positive and human papillomavirus type 16-negative head and neck cancers. J Natl Cancer Inst, **100**(6)：407-420, 2008.

9) IARC Working Group on the Evaluation of Carcinogenic Risks to Humans：Human papillomaviruses. IARC Monogr Eval Carcinog Risks Hum, **64**：1-378, 1995.

10) Moody CA, Laimins LA：Human papillomavirus oncoproteins：pathways to transformation. Nat Rev Cancer, **10**(8)：550-560, 2010.
    Summary HPV は子宮膣部 SCJ の基底層に感染し，基底層の分裂時にウイルス DNA が複製される．内部のウイルス粒子は細胞が最上層から剥離する際に放出され，周囲への感染が広がる．

11) Pim D, Bergant M, Boon SS, et al：Human papillomaviruses and the specificity of PDZ domain targeting. FEBS J, **279**(19)：3530-3537, 2012.

12) 日本臨床腫瘍学会(編)：頭頸部がん薬物療法ガイダンス 第2版．金原出版，2018.

13) Lydiatt WM, Patel SG, O'Sullivan B, et al：Head and Neck cancers-major changes in the American Joint Committee on cancer eighth edition cancer staging manual. CA Cancer J Clin, **67**(2)：122-137, 2017.
    Summary AJCC 第8版改訂についての頭頸部がんまとめ．HPV 関連中咽頭がんの p16 IHC は，染色強度が+2/3以上で，腫瘍細胞の75%

以上が染色陽性である場合を p16 陽性とする.

14) Klaes R, Friedrich T, Spitkovsky D, et al：Overexpression of p16(INK4A)as a specific marker for dysplastic and neoplastic epithelial cells of the cervix uteri. Int J Cancer, **92**(2)：276-284, 2001.

15) Lewis JS Jr, Thorstad WL, Chernock RD, et al：p16 positive oropharyngeal squamous cell carcinoma：an entity with a favorable prognosis regardless of tumor HPV status. Am J Surg Pathol, **34**(8)：1088-1096, 2010.

16) Kochanny S, Foster CC, Khattri A, et al：High-accuracy HPV testing versus p16 IHC using multiple clinically relevant outcomes：The University of Chicago Experience. J Clin Oncol, **36**(15_suppl)：6020, 2018.

17) Yokota T：Is biomarker research advancing in the era of personalized medicine for head and neck cancer? Int J Clin Oncol, **19**(2)：211-219, 2017.

18) Hübbers CU, Akgül B：HPV and cancer of the oral cavity. Virulence, **6**(3)：244-248, 2015.

19) Yang D, Shi Y, Tang Y, et al：Effect of HPV Infection on the Occurrence and Development of Laryngeal Cancer：A Review. J Cancer, **10**(19)：4455-4462, 2019.

20) Bishop JA, Andreasen S, Hang JF, et al：HPV-related Multiphenotypic Sinonasal Carcinoma：An Expanded Series of 49 Cases of the Tumor Formerly Known as HPV-related Carcinoma With Adenoid Cystic Carcinoma-like Features. Am J Surg Pathol, **41**(12)：1690-1701, 2017.

21) Sjöstedt S, von Buchwald C, Agander TK, et al：Impact of human papillomavirus in sinonasal cancer-a systematic review. Acta Oncol, **60**(9)：1175-1191, 2021.

22) Saraiya M, Unger ER, Thompson TD, et al：US assessment of HPV types in cancers：implications for current and 9-valent HPV vaccines. J Natl Cancer Inst, **107**(6)：djv086, 2015.
Summary 米国 CDC の報告. 子宮頸がんの 90%, 中咽頭がんの 70%(うち扁桃がんでは 80%, 舌根部がんでは70%), 口腔がんの 30%, 喉頭がんの 20%で HPV の検出がみられた.

23) Fakhry C, Westra WH, Wang SJ, et al：The prognostic role of sex, race, and human papillomavirus in oropharyngeal and nonoropharyngeal head and neck squamous cell cancer. Cancer, **123**(9)：1566-1575, 2017.

24) Ko HC, Harari PM, Sacotte RM, et al：Prognostic implications of human papillomavirus status for patients with non-oropharyngeal head and neck squamous cell carcinomas. J Cancer Res Clin Oncol, **143**(11)：2341-2350, 2017.

25) Shah KV：A case for immunization of human papillomavirus(HPV)6/11-infected pregnant women with the quadrivalent HPV vaccine to prevent juvenile-onset laryngeal papilloma. J Infect Dis, **209**(9)：1307-1309, 2014.

MB ENT, 281 : 19–26, 2023

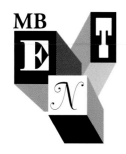

◆特集・ヒトパピローマウイルス(HPV)―ワクチン接種の積極的勧奨にあたり知っておくべき知識―

HPV 関連腫瘍：分子生物学的背景，免疫学的背景について

小山泰司*

Abstract HPV が引き起こす悪性腫瘍は，子宮頸がんや中咽頭がん，肛門がん，陰茎がんなどであり，HPV16 型と HPV18 型が多くを占める．HPV の遺伝子のうち，E6，E7 の 2 つががん化を引き起こす主体を担っている．E6 遺伝子は p53，E7 遺伝子は pRb を阻害することにより，最終的にアポトーシスの不安定性と細胞増殖の刺激を引き起こす．がん化の機序として，エピジェネティックな要素として microRNA(miRNA)も注目されており，多くの miRNA が HPV 関連腫瘍から認められている．HPV 関連腫瘍の分子学的な発現についても，子宮頸がん，中咽頭がん，その他のがん毎に異なるものの，免疫染色では EGFR 陽性と TOP2A 陽性が 9 割に認められている．また，腫瘍の免疫環境も HPV 関連腫瘍の中でもがん種毎に異なるが，CD8 陽性細胞の浸潤がみられることが多い．

Key words HPV 関連腫瘍(HPV-related carcinoma)，子宮頸がん(cervical cancer)，中咽頭がん(oropharyngeal cancer)，分子学的機序(molecular pathway)，腫瘍微細環境(tumor microenviroment)

HPV の型とがん化の関連

ヒトパピローマウイルス(HPV)は，小型 RNA ウイルスのパピローマウイルスの 1 種で，現在 200 種以上の型がある．WHO の外部組織である国際がん研究機関(IARC)が，微生物や物質の発がん性に関して分類しており，HPV は Group 1(ヒトに対して発がん性がある＝発がんの十分な証拠がある)に分類されている．HPV のそれぞれの型毎に好発部位と悪性腫瘍への進展のリスクが異なり，大きく悪性腫瘍を引き起こしやすい high risk と low risk に分類される．high risk に分類されるものは，16 型や 18 型を主とした粘膜型 HPV で，31，33，35，39，45，51，52，56，58，59，66，68 である(表 1)．すべての HPV 関連悪性腫瘍のうち，HPV16 型が 85％を占める[1][2]．

HPV が引き起こす悪性腫瘍は，子宮頸がんや中咽頭がん以外にも，膣がん，肛門がん，陰茎が

んなどがある．本邦では子宮頸がんのうち約 90％，中咽頭がんのうち約 40％が HPV 関連と考えられ，多くが HPV16 型または 18 型である[3]．また，HPV はそれぞれの型毎に系統に分類されている．HPV16 型では A〜D の 4 つの系統とそれぞれ 1〜4 の 4 つの副系統に分けられており，地域毎にその分布も異なる[4]．本邦の子宮頸部病変の検討では，A 系統が 90％以上を占め，うち 52％が Asian variant といわれる A4 である[5]．HPV16 型の中でもそれぞれの系統毎にがん化リスクが異なることが指摘されており，A3，A4，D のがん化リスクが高いことが知られており，HPV16 型の D 系統による子宮頸がんの組織型は扁平上皮がんより腺扁平上皮がんの頻度が高い[6]．中咽頭がんにおける HPV16 型の系統の検討でも同様に A 系統が主体であり，うち半数が A4 であった[7]．

HPV18 型も，HPV16 型と同様に系統に分類される．A〜C の 3 系統に分類され，そして A 系統

＊ Koyama Taiji, 〒 650-0017 兵庫県神戸市中央区楠町 7-5-1　神戸大学医学部附属病院腫瘍・血液内科

IASC group 1 carcinogenesis	16, 18, 31, 33, 35, 39, 45, 51, 52, 56, 58, 59, 66
Other than group 1 carcinogenesis	26, 30, 34, 53, 67, 68, 69, 70, 82, 85, 97

（IARC Monographs on the Evaluation of Carcinogenic Risks to Humans Volume 90 より）

表 2. HPV 蛋白の機能

HPV 蛋白		機能
Early proteins	E1	ウイルスゲノム複製の開始
	E2	ウイルス DNA の複製と転写，ウイルスゲノムの分離
	E4	ウイルスゲノムのパッキング，ウイルス粒子の成熟
	E5	オンコプロテイン，HPV による発がんの後期に感染細胞の形質転換へ関与しアポトーシスを阻害する．
	E6	主なオンコプロテイン，p53 の阻害，アポトーシスの阻害，多くのホスト細胞蛋白を PDZ ドメインとともに相互作用する．
	E7	主なオンコプロテイン．pRb を阻害する．宿主 DNA の合成と増殖を促進する．多くの宿主蛋白と相互作用する．
Late proteins	L1	主カプシド蛋白
	L2	副カプシド蛋白

は1〜5，Bは1〜4の副系統に分けられる．HPV18型に関連した子宮頸がんでは世界的に A 系統が主であり，本邦でも同様である[8)9)]．

HPV によるがん化の機序

1．HPV によるがん化の分子学的変化

HPV の遺伝子は，6800〜8000 塩基が環状の形態をとり，LCR（long control region）と 7 つの open leading frame が円形となり，E6，E7，E1，E2，E4，E5，L2，L1 の順に構成される．それぞれ E は early，L は late の頭文字より名前がつけられている（表2）．

HPV は，上皮または粘膜から感染し基底細胞層で増殖する．通常の感染状態では，HPV の DNA 領域に存在する E5，E6，E7 の 3 遺伝子は抑制されているが，これらの遺伝子が活性化することにより変化が起きる．うち，E5 遺伝子の活性化では epidermal growth factor receptor（EGFR）などが発現するものの，最終的ながん化への寄与は低いと考えられている．がん化にもっとも寄与しているのは，HPV が感染した基底細胞における E6，E7 遺伝子の発現である（図 1）．E6，E7 遺伝子は通常の感染状態において E2 遺伝子により抑制されているが，E2 遺伝子の欠失変異によって E6，E7 遺伝子が活性化し恒常的に発現する[10)]．

E6，E7 遺伝子の発現により，それぞれ p53，pRb の不活化が起きることによってがん化につながる．

まず，E6 遺伝子の活性化により p53 遺伝子のみでなく，pro-apoptopic protein である Bak 蛋白やチロシンキナーゼの 1 種である SRC-family kinase の阻害を起こし，それぞれアポトーシスの不安定性と細胞増殖の刺激を起こす[2)]．

E7 遺伝子による pRb の機能阻害により，その転写因子である E2F の放出が起きる．E2F の放出により，$p16^{INK4A}$ として知られている cyclin-dependent kinase inhibitor 2A を活性化する[10)]．また，さらに lysine demethylase である KDM6A や KMD6B といったクロマチン修飾酵素が発現することにより CDKN1A 遺伝子，CDKN2A 遺伝子の活性化が引き起こされ，その cyclin-dependent kinase inhibitor 1 中に含まれる $p21^{Cip1}$（別名 $p21^{Waf1}$）が発現する．それにより，proliferating cell nuclear antigen（PCNA）が抑制されることによって細胞死を阻害する．CDKN2A（p16）遺伝子はがん抑制タンパク質であり，$p14^{ARF}$，$p16^{INK4A}$ を含んでいる．$p14^{ARF}$ は p53 の働きを弱める作用を有する MDM2 に干渉し，$p16^{INK4A}$ は cyclin-dependent kinase 4（CDK4），CDK6 の働きを抑制する．その他，KDM6A や KMD6B の発現は，ポリコーム群タンパク質（polycomb group protein：PcG）

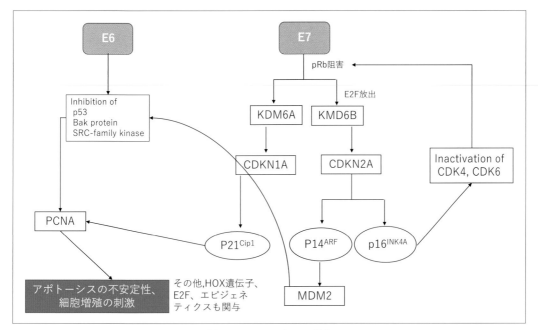

図 1. HPV E6/E7 の働き
（文献 2，10，11 より作成）

によって制御される HOX 遺伝子の活性化を引き起こし，これらに加えて E6 遺伝子による microRNA やその他の non-coding RNA の調整によるエピジェネティックな変化もがん化に関与する[11].

現在 p16^{INK4A} に対する免疫染色が HPV の検出のマーカーとして広く利用されている．HPV 陰性の悪性腫瘍でも，CDKN2A，RB1，TP53，CDK6 の alteration によって CDKN2A（p16）の過剰発現は起こり得るため，p16^{INK4A} 免疫染色陽性となり得ることがある．中咽頭がんにおける検討では，p16 陽性中咽頭がんのうち 7.7％ は HPV 陰性であり，RB1 の欠損を認めた[12].

2．microRNA と HPV 陽性悪性腫瘍の関連

近年，がんの発生過程に関与するものの 1 つとして，non-coding RNA の 1 種である microRNA（miRNA）の関与が注目されている．miRNA は 20〜23 塩基の非翻訳 RNA であり，標的 mRNA に結合してタンパク質への翻訳を阻害する．non-miRNA だけでもヒトゲノムの中には 1,000 を超える miRNA 遺伝子が存在している．ほとんどの miRNA の発現は正常組織と比較して，がん組織内で低下していることから，miRNA の多くがが

ん抑制的に機能していると考えられている．悪性腫瘍でもっとも多く報告されている miRNA は，MYC，KRAS，HMGA2 をターゲットにする let-7 miRNA variant の発現低下である[13].

HPV 関連悪性腫瘍では 106 以上の miRNA の関与が同定されており，主なものとして miR-10A，miR-15b-5p，miR-21，miR-100-5p，miR-103a-3p，miR-125b-5p，miR-146a の up-regulation や，miR-29a，miR-372，miR-214，miR-218，miR-221-5p の down-regulation が認められている[14)15]．また，E6，E7 遺伝子に関与するものとしては，HPV16 型で miR-199b-5p と miR-190a-5p の発現，HPV18 型では miR-377 の発現が認められている（表 3).

HPV のウイルス由来 miRNA も存在し，それが腫瘍内から検出されているものの，現時点では HPV 由来 miRNA ががん化に寄与しているという十分なエビデンスはない[16)17].

子宮頸がんにおける miRNA の関与をみると，E6 遺伝子による p53 の不活化によって，miR-23b，miR-34a，and miR-218 の down-regulation が，E7 遺伝子の不活化によって E2F を介して miR-15，miR-16 の過剰発現を誘導し，c-myc ま

表 3. HPV 関連腫瘍でみられる主な microRNA
とその役割

miRNA の種類	タイプ	制御部位
miR-10A	OncomiR	CHL1, GLUT1
miR-15b-5p	OncomiR	PAQR3
miR-21	OncomiR	RDCD4, PTEM
miR-100-5p	OncomiR	MTMR3/ERK (36045954)
miR-103a-3p	OncomiR	ATF7
miR-125b-5p	TsmiR	KIAA1522/TXNRD1
miR-146a	OncomiR	IRAK1/TRAF6
miR-29a	TsmiR	STIR1, HSP47
miR-372	TsmiR	CDK2/MEHP
miR-214	TsmiR	FOXM1/ERK
miR-218	TsmiR	SFMBT1/DCUN1D1/AKT
miR-221-5p	NA	NA
miR-199b-5p	TsmiR	KLK10
miR-190a-5p	NA	NA (30627542)
miR-377	TsmiR	HDAX9

(miRCancer (http://mircancer.ecu.edu/index.jsp) よ
り検索)
※OncomiR : OncomiRNA…がん化を引き起こす
RNA
※TsmiR : Tumor suppresor RNA…がん化抑制 RNA

たは c-myb の down-regulation を引き起こしてい
る[18]. その他, HPV16 陽性子宮頸がんでは miR-
196a, miR-324-5p and miR-7-2-3p の発現が低下
していることが認められており, E5 遺伝子の発
現によってこれらの miRNA の down-regulation
ががん化に関与している可能性が示唆されてい
る[19)20)].

HPV16 陽性中咽頭がんにおいては, miR-107 や
miR-324-5p, miR-99B の発現が低下しているこ
とが認められている[20)].

HPV による代表的ながん種における
分子学的背景と特徴

HPV 関連腫瘍のうち, 中咽頭がん, 子宮頸が
ん, 肛門がん, 外陰がんの分子学的特徴について
検討した報告では, 免疫染色で多く認められたも
のとしては, TOP2A 陽性(94.7%), EGFR 陽性
(93%), MRP1 陽性(89.2%), PD-1 陽性(73.3%),
TOPO1 陽性(65.2%), MGMT 欠失(66.8%), TS
欠失(66.7%), PTEN 欠損(59.4%)であった. 一

方で, in situ hybridization で検討すると, c-
MYC と EGFR の amplification はそれぞれ 25.0%
と 8.2% で認められた一方, TOP2A の amplifica-
tion は 0% であった[21)].

がん種別に検討すると, 免疫染色では EGFR 陽
性と TOP2A 陽性はそれぞれ 89.8〜97.9%,
86.5〜98.4% と 4 がん種すべてで高頻度に認めら
れた. がん種毎に異なり, SPARC P が子宮頸が
んで 42% と認められたのに対して, 中咽頭がんで
13.7% と低い傾向にあった. 一方, ERCC1 の発現
は, 中咽頭がんと外陰がんで 43% であったのに対
して, 子宮頸がんでは 26.5% と少ない傾向にあっ
た. PD-1 陽性となった割合は 63.3%(肛門が
ん)〜80.6%(中咽頭がん)であった一方, PD-L1
は 13.3%(外陰がん)〜24.9%(子宮頸がん)で
あった. 遺伝子変異の割合の検討では, PIK3CA
の変異が 25.8%, その他, FBXW7 6.4%, PTEN
3.2% であった. EGFR, ERBB2, FGFR などの変
異は認めなかった[21)]. HPV 陽性腫瘍における p53
の変異は, HPV 陽性で 8〜16% であり, HPV 陰
性の 30〜76% と比較して少ない[22)]. HPV 陽性腫瘍
における p53 変異は, intermediate risk の HPV
によるがん化の重要な機序の一つと考えられてい
る[23)].

HPV 陽性頭頸部がんでは, E6 や E7 の oncop-
rotein により somatic copy number が増加する.
また, TRAF3 の短縮または欠失, E2F1 の ampli-
fication, PIK3CA の変異が認められる. 一方,
HPV 陰性腫瘍では, 11q13 と 11q22 の co-ampli-
fication により BIRC と FADD 遺伝子の interac-
tion が促進される(表 4). 喫煙に関連した腫瘍の
変化として, TP53 の変異や CDKN2A/B の不活
化, frequent copy number alteration がみられ
る. HPV 陽性中咽頭がんにおける経路別の変異
は, PIK3CA 系経路が 48%, NOTCH 系経路が
19% で認められた. 一方, HPV 陰性中咽頭がんで
は, DNA 修復または細胞周期経路の変異 72%,
PIK3CA 経路の変異が 44% でみられた. この変異
の頻度については, HPV 陽性中咽頭がんと HPV

表 4. HPV＋/－中咽頭がんにおける遺伝子異常の比較

Gene		HPV＋	HPV－
PIK3CA	Mut/Ampl	37%	27%
SOX2	Ampl	16%	16%
MLL2（KMT2D）	Mut	16%	15%
RB1	Mut/Loss	12%	5%
BCL6	Ampl	11%	11%
EP300	Mut	11%	6%
NOTCH1	Mut	11%	20%
PTEN	Mut/Loss	11%	5%
FGFR3	Mut	10%	3%
ASXL1	Mut	9%	4%
KLHL6	Ampl	8%	13%
FBXW7	Mut/Loss	8%	6%
TP53	Mut	8%	84%
ATM	Mut	7%	4%
BRCA2	Mut	7%	7%
BRIP1（BACH1）LRP1B	NA	7%	3%
LRP1B	Mut	7%	18%
ATRX	NA	6%	8%
KDM6A	Mut/Loss	6%	6%
BRCA1	Mut	6%	4%
BLM	Mut/Ampl	5%	2%
JAK2	Ampl	5%	8%
NF1	Mut/Ampl	5%	5%
HRAS	Mut	5%	6%
MYC	Ampl	5%	9%
ATR	Mut	4%	10%
FGF19	Ampl	4%	28%
FGF3	Ampl	4%	27%
FGF4	Ampl	4%	27%
RICTOR	Ampl	4%	7%
CDKN2A/B	Mut/Loss	1%	53%
CCND1	Ampl	4%	26%
EGFR	Mut/Ampl	4%	14%
NFE2L2	Mut	4%	7%
NOTCH2	Mut	2%	9%
FGFR1	Mut/Ampl	0%	9%
SMAD4	Mut/Loos	2%	7%
ZNF703	Mut/Ampl	0%	7%
FOXL2	NA	1%	7%
PRKDC	NA	0%	7%
GPR124	NA	0%	6%
APC	Mut	4%	6%
ALK	Mut	3%	2%
NTRK1	Ampl	2%	2%
NTRK2	Ampl	1%	0%
NTRK3	Mut/Ampl	0%	3%
SMARCB1	Mut/Loss	1%	1%

Mut：Mutation, 遺伝子変異
Loss：遺伝子欠失
Ampl：Amplification, 遺伝子増幅
NA：not available, 遺伝子異常の詳細記載なし
＊「/」は 2 つの遺伝子異常の合計

（文献 22, 23, 24 より作成）

陽性鼻副鼻腔がんではほぼ同様の割合であった[24)25)].

HPV 関連腫瘍の免疫

HPV 感染が成立すると，週から月単位で HPV 特異的 T 細胞による免疫応答がおき，そのうち 10〜15％で受動免疫の過程から持続感染が成立する．NK 細胞や T 細胞による免疫が応答する[26)27)]．HPV は，HLA-E と natural killer group 2 member A（NKG2A）の相互作用などにより，NK 細胞阻害性受容体に関与するように HLA の発現を調節する．そのため，HLA のタイプにより免疫応答とがん化のリスクが変わる[28)29)]．HPV 感染細胞は，様々な機序により，がん化の過程において HPV 感染細胞周囲環境が免疫低下に導かれる．その一つとして，HPV E5 の発現やエフェクター T 細胞の変化により MHC における抗原提示が低下し，PD-L1 の up-regulation が引き起こされ，細胞障害性 T 細胞活性が低下する．この up-regulation は，PD-L1（CD274）のゲノムエンコーディング部位が HPV のゲノムの integration されている部分に近いためである[11)]．また，HPV 抗原特異的 FOXP3 陽性制御性 T 細胞により，腫瘍周囲環境における CD4 陽性細胞と CD4 陽性細胞の機能を抑制する．そのため，PD-L1 は HPV 陰性腫瘍と比較して HPV 陽性腫瘍において PD-L1 発現率が高い傾向にあると考えられている．PD-L1 発現の一つの機序として，PTEN 欠失による phosphoinositide-3-kinase（PI3K）AKT 経路活性化があるが，HPV 陽性中咽頭がんでは PTEN の欠失は稀である．PTEN 欠失は HPV 陰性中咽頭がんでより認められる傾向にある[30)]．

がん種別でみると，子宮頸がん腫瘍組織においては，CD8 陽性 CD103 陽性エフェクター T 細胞が多く浸潤している一方，CD4：CD8 比は正常子宮頸部上皮と同程度である[31)]．PD-1 の発現は 46〜60％，PD-L1 は 22〜96％であり，正常子宮頸部組織ではほとんど発現がみられない．HPV 陰性腫瘍と比較して，HPV 陽性腫瘍の PD-L1 発現

割合が高い．PD-L1 の発現割合は，HPV E6 と E7 で調節されている因子である，ENO1，PRDM1，OVOL1，MNT の発現と比例関係にある[32]．

HPV 関連肛門がんの免疫環境については，HIV 陽性患者における検討が主である．HPV 陰性腫瘍と比較して HPV 陽性腫瘍において，CD68 陽性 TAM や CD8 陽性 T 細胞，FOXP3 陽性細胞がより腫瘍内部に浸潤し，PD-L1 陽性細胞も多い傾向にある．しかし，これらの免疫環境と予後との相関はまだ定まっていない[33]．

外陰がんでは，他のがん種とは異なり HPV 陽性腫瘍と比較して HPV 陰性腫瘍において CD4 陽性細胞，CD8 陽性細胞，Granzyme B 陽性細胞が多く，また PD-L1 の発現も多く認められる[22]．しかし，他のがん種と比較しても報告は非常に少ない．

中咽頭がんでは，HPV 陽性腫瘍における PD-1 陽性 CD4 陽性 T 細胞は正常扁桃組織と大きな差はない一方で，PD-1 陽性 CD8 陽性 T 細胞や CD8 陽性 CD103 陽性 T 細胞が腫瘍組織内で多い[30]．HPV 陽性の中咽頭がんと子宮頸がんの比較では，CD4 陽性 CD8 陽性 T 細胞の割合が中咽頭がんで 3 倍ほど高い．これは元々扁桃組織が子宮頸部上皮より CD4 陽性 CD8 陽性リンパ球比率が高いことを反映している[31]．しかし，CD4 については，中咽頭がんのみならず HPV 関連悪性腫瘍において正常組織と差が少ない傾向にあり，がん化の過程による CD4 陽性細胞の機能抑制による可能性が挙げられる．また，CTLA-4 や LAG-3 の発現や制御性 T 細胞の腫瘍内浸潤については，HPV 陽性中咽頭がんにおいて同等〜多い傾向にある[34]〜[36]．

最後に

HPV 関連腫瘍の分子生物学的・免疫学的背景について，がん種毎の比較にも触れながら述べた．さらにデータが積み重なることにより，miRNA によるがんワクチンを含めた分子／免疫治療が今後ますます広がりをみせていくことに期待している．

参考文献

1) Dunne EF, Park IU：HPV and HPV-associated diseases. Infect Dis Clin North Am, **27**：765-778, 2013.

2) zur Hausen H：Papillomaviruses and cancer：from basic studies to clinical application. Nat Rev Cancer, **2**：342-350, 2002.
   Summary HPV とがんの基礎的なレビュー．2002 年の文献だが，分子学的な機序から現在研究されている部分まで触れられている．

3) Scott-Wittenborn N, Fakhry C：Epidemiology of HPV Related Malignancies. Semin Radiat Oncol, **31**：286-296, 2014.

4) Lizano M, Berumen J, García-Carrancá A：HPV-related carcinogenesis：basic concepts, viral types and variants. Arch Med Res, **40**：428-434, 2009.

5) Hirose Y, Onuki M, Tenjimbayashi Y, et al：Whole-Genome Analysis of Human Papillomavirus Type 16 Prevalent in Japanese Women with or without Cervical Lesions. Viruses, **11**：350, 2019.

6) Clifford GM, Tenet V, Georges D, et al：Human papillomavirus 16 sub-lineage dispersal and cervical cancer risk worldwide：Whole viral genome sequences from 7116 HPV16-positive women. Papillomavirus Res, **7**：67-74, 2019.

7) Hashida Y, Higuchi T, Matsumoto S, et al：Prognostic significance of human papillomavirus 16 viral load level in patients with oropharyngeal cancer. Cancer Sci, **112**：4404-4417, 2021.

8) Chen AA, Gheit T, Franceschi S, et al：IARC HPV Variant Study Group. Human Papillomavirus 18 Genetic Variation and Cervical Cancer Risk Worldwide. J Virol, **89**：10680-10687, 2015.

9) Yamaguchi-Naka M, Onuki M, Tenjimbayashi Y, et al：Molecular epidemiology of human papillomavirus 18 infections in Japanese Women. Infect Genet Evol, **83**：104345, 2020.

10) Gillison ML, Koch WM, Capone RB, et al：Evidence for a causal association between human papillomavirus and a subset of head and neck cancers. J Natl Cancer Inst, **92**：709-720, 2000.

11) Lechner M, Liu J, Masterson L, et al：HPV-associated oropharyngeal cancer：epidemiology, molecular biology and clinical management. Nat Rev Clin Oncol, **19**：306-327, 2022.
Summary HPV 関連中咽頭がんのレビュー. 文献 2 と重複する部分はあるが, 基礎的な分子学的機序だけでなく, 疫学などもまとまっている.

12) Benzerdjeb N, Tantot J, Blanchet C, et al：Oropharyngeal squamous cell carcinoma：p16/p53 immunohistochemistry as a strong predictor of HPV tumour status. Histopathology, **79**：381-390, 2021.

13) Goodall GJ, Wickramasinghe VO：RNA in cancer. Nat Rev Cancer, **21**：22-36, 2021.

14) Babion I, Miok V, Jaspers A, et al：Identification of Deregulated Pathways, Key Regulators, and Novel miRNA-mRNA Interactions in HPV-Mediated Transformation. Cancers (Basel), **12**：700, 2020.

15) Tornesello ML, Faraonio R, Buonaguro L, et al：The Role of microRNAs, Long Non-coding RNAs, and Circular RNAs in Cervical Cancer. Front Oncol, **10**：150, 2020.

16) Lajer CB, Garnæs E, Friis-Hansen L, et al：The role of miRNAs in human papilloma virus (HPV)-associated cancers：bridging between HPV-related head and neck cancer and cervical cancer. Br J Cancer, **106**：1526-1534, 2012.

17) Bañuelos-Villegas EG, Pérez-yPérez MF, Alvarez-Salas LM：Cervical Cancer, Papillomavirus, and miRNA Dysfunction. Front Mol Biosci, **8**：758337, 2021.

18) Díaz-González Sdel M, Deas J, Benítez-Boijseauneau O, et al：Utility of microRNAs and siRNAs in cervical carcinogenesis. Biomed Res Int, **2015**：374924, 2015.

19) Di Domenico M, Giovane G, Kouidhi S, et al：HPV epigenetic mechanisms related to Oropharyngeal and Cervix cancers. Cancer Biol Ther, **19**：850-857, 2018.

20) Mirghani H, Ugolin N, Ory C, et al：Comparative analysis of micro-RNAs in human papillomavirus-positive versus-negative oropharyngeal cancers. Head Neck, **38**：1634-1642, 2016.

21) Koncar RF, Feldman R, Bahassi EM, et al：Comparative molecular profiling of HPV-induced squamous cell carcinomas. Cancer Med, **6**：1673-1685, 2017.

22) Giulia Mantovani, Fragomeni SM, Inzani F, et al：Molecular pathways in vulvar squamous cell carcinoma：implications for target therapeutic strategies. J Cancer Res Clin Oncol, **146**：1647-1658, 2020.

23) Tommasino M, Accardi R, Caldeira S, et al：The role of TP53 in Cervical carcinogenesis. Hum Mutat, **21**：307-312, 2003.

24) Chung CH, Guthrie VB, Masica DL, et al：Genomic alterations in head and neck squamous cell carcinoma determined by cancer gene-targeted sequencing. Ann Oncol, **26**：1216-1223, 2015.

25) Cancer Genome Atlas Network：Comprehensive genomic characterization of head and neck squamous cell carcinomas. Nature, **517**：576-582, 2015.

26) Lechien JR, Seminerio I, Descamps G, et al：Impact of HPV Infection on the Immune System in Oropharyngeal and Non-Oropharyngeal Squamous Cell Carcinoma：A Systematic Review. Cells, **8**：1061, 2019.

27) Andersen AS, Koldjaer Sølling AS, Ovesen T, et al：The interplay between HPV and host immunity in head and neck squamous cell carcinoma. Int J Cancer, **134**：2755-2763, 2014.

28) Chen D, Juko-Pecirep I, Hammer J, et al：Genome-wide association study of susceptibility loci for cervical cancer. J Natl Cancer Inst, **105**：624-633, 2013.

29) Bowden SJ, Bodinier B, Kalliala I, et al：Genetic variation in cervical preinvasive and invasive disease：a genome-wide association study. Lancet Oncol, **22**：548-557, 2021.

30) Lyford-Pike S, Peng S, Young GD, et al：Evidence for a role of the PD-1：PD-L1 pathway in immune resistance of HPV-associated head and neck squamous cell carcinoma. Cancer Res, **73**：1733-1741, 2013.
Summary HPV 関連頭頸部がんの腫瘍周囲環境についてのレビュー

31) Santegoets SJ, van Ham VJ, Ehsan I, et al：The Anatomical Location Shapes the Immune Infiltrate in Tumors of Same Etiology and Affects Survival. Clin Cancer Res, **25**：240-252, 2019.

32) Liu Y, Wu L, Tong R, et al : PD-1/PD-L1 Inhibitors in Cervical Cancer. Front Pharmacol, **10** : 65, 2019.

33) Martin D, Rödel F, Balermpas P, et al : The immune microenvironment and HPV in anal cancer : Rationale to complement chemoradiation with immunotherapy. Biochim Biophys Acta Rev Cancer, **1868** : 221–230, 2017.

34) Mandal R, Şenbabaoğlu Y, Desrichard A, et al : The head and neck cancer immune landscape and its immunotherapeutic implications. JCI Insight, **1** : e89829, 2016.

35) Panda A, Rosenfeld JA, Singer EA, et al : Genomic and immunologic correlates of LAG-3 expression in cancer. Oncoimmunology, **9** : 1756116, 2020.

36) Wuerdemann N, Pütz K, Eckel H, et al : LAG-3, TIM-3 and VISTA Expression on Tumor-Infiltrating Lymphocytes in Oropharyngeal Squamous Cell Carcinoma-Potential Biomarkers for Targeted Therapy Concepts. Int J Mol Sci, **22** : 379, 2020.

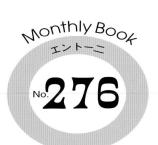

Monthly Book
ENTONI
エントーニ
No.276

最新増大号!!

MB ENTONI No.276　2022年10月　増大号
192頁　定価 5,280 円（本体 4,800 円＋税）

耳鼻咽喉科頭頸部外科
見逃してはいけないこの疾患

編集企画　　金沢大学教授　吉崎智一

見逃してはならないポイント、見逃さないための必要な知識・適切な判断など、経験豊富な執筆陣により症例を提示しながら解説。実際の外来で患者を目の前にした耳鼻咽喉科医が的確な診療を行うための必携の特集号。

☆ CONTENTS ☆

←詳しくはこちらを check！

全日本病院出版会
〒113-0033 東京都文京区本郷 3-16-4　Tel：03-5689-5989
www.zenniti.com　　　　　　　　　　 Fax：03-5689-8030

MB ENT, 281：28-36, 2023

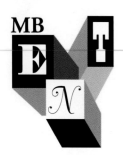

◆特集・ヒトパピローマウイルス(HPV)—ワクチン接種の積極的勧奨にあたり知っておくべき知識—

HPV 陽性／陰性中咽頭がんについて（総論）

伊東和恵*

Abstract 頭頸部がんでは中咽頭がんの占める割合が増加しており，HPV に関連したがんの発症が主因とされる．HPV 関連中咽頭がんは，従来の喫煙，飲酒がリスク因子であった HPV 陰性中咽頭がんとは異なった臨床的特徴をもち，予後がよく，発症年齢が若く，原発の亜部位は側壁と前壁が大部分を占め，重複がんが少ない傾向にある．従来の米国癌合同委員会(AJCC)のTNM 分類では，予後に応じた患者の層別化が不十分であり，AJCC 第 8 版では HPV 陽性中咽頭がんの T/N 分類が見直され，ステージングも変更された．局所進行中咽頭がんに対する化学放射線治療では，シスプラチン併用療法に対するセツキシマブ併用療法の非劣勢試験が行われ，シスプラチン併用療法が依然として推奨されている．HPV 陽性中咽頭がんに対して，治療強度を下げる臨床試験がいくつか試みられたが，いまだ結論は得られていない．欧米では，実臨床においてHPV 陽性中咽頭がんに対する放射線治療の治療体積の縮小が一部で行われており，今後，腫瘍の局在や予後を考慮した個別化医療の開発が期待される．

Key words HPV 陽性中咽頭がん(HPV-positive oropharyngeal cancer)，HPV 陰性中咽頭がん(HPV-negative oropharyngeal cancer)，p16 免疫染色(p16 immunohistochemistry)，TNM 分類 UICC 第 8 版(8th edition of the UICC TNM classification)

疫 学

頭頸部がんにおける中咽頭がんの割合が増加傾向にある．性活動の変化に伴う HPV 関連中咽頭がんの増加が背景にあると推測される．北米・南欧を除く欧州では国によって割合が異なるが，新規に中咽頭がんの診断を受けた症例の 5～9 割が HPV 関連中咽頭がんである．喫煙・飲酒が発症に関与したと考えられる従来の中咽頭がんと human papilloma virus-related(HPV)が発症に関与した HPV 関連中咽頭がんでは，臨床的特徴が異なる．北米・欧米における HPV 関連中咽頭がんは HPV 陰性中咽頭がんと比較し，より若年者に発症し，非白人よりも白人が多い[1]（表 1）．

本邦の傾向を日本頭頸部癌学会による頭頸部悪性腫瘍全国登録からみると，2018～2019 年の 2 年間で初診の中咽頭がん患者では，HPV 陽性患者と HPV 陰性患者はほぼ同数で（表 2），北米・欧州と比較すると HPV 陰性中咽頭がんの発症の割合も依然多い．HPV 陰性中咽頭がんもしくは不明の場合，60 代・70 代の患者が初診患者の 7 割を占め，70 歳台が最多であった．HPV 関連中咽頭がんでも同様に，60 歳台と 70 歳台の患者が初診患者の 6 割を占め，60 歳台が最多であった．一方で，HPV 関連中咽頭がんでは 60 歳未満の患者が初診患者の 3 割にみられ，非高齢者での発症が HPV 陰性がんと比較し多かった（図 1）．欧米と比較すると，本邦における HPV 関連中咽頭がんは発症年齢が高い傾向にあるが，HPV 陰性がんとの比較では発症年齢が低い傾向であった．原発部位の亜部位は，HPV 関連中咽頭がんでは，側壁，前壁が全体の 9 割以上を占めるのに対し，HPV 陰

---

* Ito Kazue, 〒 981-1293 宮城県名取市愛島塩手字野田山 47-1 宮城県立がんセンター頭頸部内科，診療科長

表 1. HPV 陽性がんと HPV 陰性癌の臨床的な違い

	HPV 陽性中咽頭がん	HPV 陰性中咽頭がん
年齢	より若い	中高年
性別	男性	男性
人種	白人	非白人
原発亜部位	大部分が側壁，前壁	側壁，前壁以外の亜部位もある
腫瘍因子	小さい	T4 がもっとも多い
リンパ節転移	複数のリンパ節転移	複数のリンパ節転移
喫煙歴	喫煙歴なし，軽度の喫煙歴	重喫煙歴
リスク因子	性行動，喫煙	喫煙，飲酒
重複がん	より少ない	比較的多い

(Int J Clin Oncol, 21：827-835, 2016. 表 1 と文献 8 より作成)

表 2. 本邦における中咽頭がんの原発の亜部位

(人)

亜部位	p16 陽性	p16 陰性・不明
上壁	56	378
側壁	1,718	917
後壁	32	292
前壁	402	586
NOS	43	76

(2018 年・2019 年全国頭頸部悪性腫瘍全国登録より)

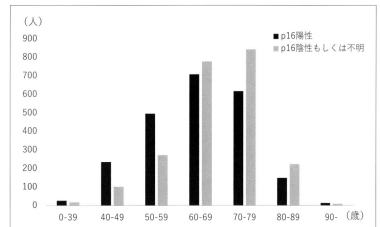

図 1.
本邦における中咽頭がんの発症時の年齢
(2018 年・2019 年全国頭頸部悪性腫瘍全国登録より)

性もしくは不明中咽頭がんでは，側壁，前壁，上壁，後壁の順に多いものの，上壁や後壁原発が 3 割にみられた（表 2）[2)3)]．本邦でも，若年者の喫煙率の低下，性行動の変化に伴い，中咽頭がん患者における HPV 関連がんの割合が増加する可能性がある．

　中咽頭がん全体における発症のリスク因子については，喫煙だけでなく飲酒も挙げられている[4)]．これは，日本人においてはアセトアルデヒド分解酵素が欧米人に比べて機能低下している割合が多いことが関連していると考えられている．HPV 関連中咽頭がん発症のリスク因子は，HPV ウイルスの咽頭への感染のメカニズムより性行動が主体になる．2000 年代にオーラルセックスの人数と HPV 関連中咽頭がんの発症が相関することが報告された[5)]．2021 年に発表されたケースコントロール研究では，生涯を通じたオーラルセックス

のパートナー数が 10 人より多い場合，オッズ比は 4.3（95％CI：2.8-6.7）であった．オーラルセックスのパートナーの人数，喫煙の影響を調整後，初回性交年齢が若いこと（18 歳未満 vs 20 歳以上，調整オッズ比：1.8（95％ CI：1.1-3.2）），オーラルセックスへの曝露（5 sex-years より多い*，調整オッズ比：2.8（95％ CI：1.1-7.5））により，HPV 関連中咽頭がんのオッズ比が有意に増加した[6)]．
*初回の性交から 10 年間におけるパートナーの数

予　後

　外科手術や化学放射線治療，放射線治療，薬物療法などの治療にかかわらず HPV 関連中咽頭がんは，HPV 陰性中咽頭がんに比較し予後がよい[7)]．局所進行中咽頭がんに対して化学放射線治療が行われた RTOG0129（シスプラチン併用放射線治療において通常の分割照射と加速過分割照射

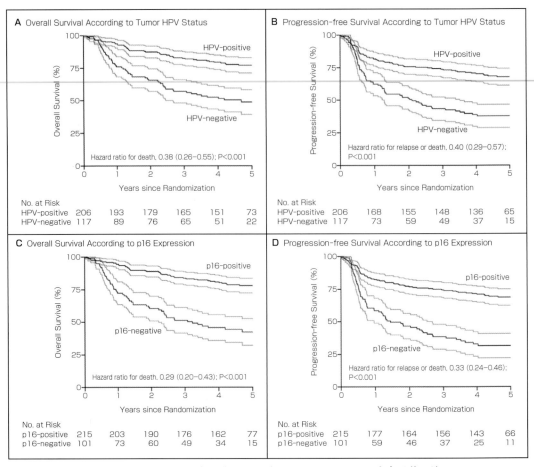

図 2. HPV ステイタスもしくは p16 発現ステイタスによる生命予後の違い

中咽頭がん患者のカプランマイヤー曲線,全生存期間と無増悪生存期間を HPV のステイタスで層別化（A，B），p16 ステイタスで層別化（C，D）した．カプランマイヤー曲線は黒，95%CI は灰色で示されている．HPV 陽性 vs HPV 陰性の 3 年生存割合は 82.4% vs 57.1%，3 年無増悪生存割合は 73.7% vs 43.4%，p16 陽性 vs p16 陰性の 3 年生存割合は 83.6% vs 51.3%，3 年無増悪生存割合は 74.4% vs 38.4%で有意に良好であった

（文献 8 より）

を比較する第Ⅲ相ランダム化比較試験）に登録された中咽頭がん患者を HPV のステイタスもしくは p16 のステイタスで層別化したサブグループ解析で，HPV 関連中咽頭がんは HPV 陰性中咽頭がんと比較し，予後がよいことが示された．323 人の中咽頭がん患者のうち 206 人（63.8%）が HPV 関連中咽頭がんであり，3 年全生存割合（82.4% vs 57.1%，$P<0.0001$）が有意に良好であった．年齢，人種，T 因子と N 因子，喫煙歴，治療で調整後，HPV 関連中咽頭がんでは死亡リスクが 58%減少した（HR 0.42，95% CI：0.27-0.66）（図 2）．また，死亡リスクは喫煙の既往により増加した[8]．HPV 関連中咽頭がんの診断については，本

研究で HPV-DNA の測定に基づいた場合と p16 蛋白の免疫染色に基づいた場合とで同様な結果を示し，p16 蛋白の発現が臨床的にも HPV 感染の代替指標（サロゲートマーカー）となることが示された．

なお，p16 は，9 番染色体 p21 に座位し細胞周期にかかわるがん抑制遺伝子である．別名，CDKN2A，p16[INK4]，p16[INK4A]，CDK4I，MTS1，である．HPV に感染すると，がん抑制遺伝子である p53，Rb が不活化され，p16 蛋白が過剰発現する．このメカニズムを利用して間接的に HPV 感染の有無が判断できることから p16 蛋白の免疫染色が HPV 感染のサロゲートマーカーとされる[9)10)]．

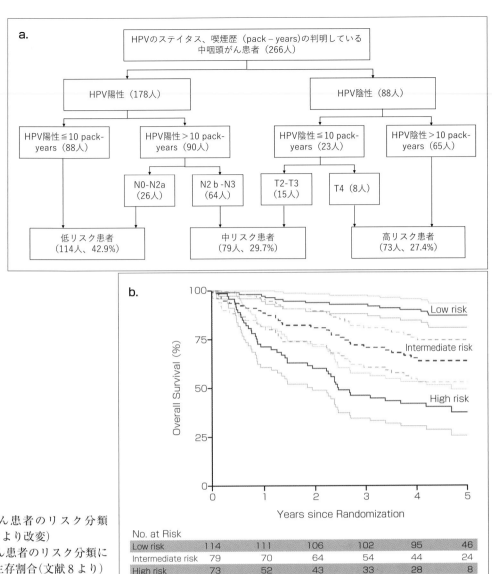

図 3.
a：中咽頭がん患者のリスク分類
（文献 8-図 2 より改変）
b：中咽頭がん患者のリスク分類に
基づいた全生存割合（文献 8 より）

局所進行 HPV 陽性中咽頭がんに対し，化学放射線治療が行われた患者では，喫煙者は非喫煙者と比較し，全生存割合（OS）が低下することが後方視的研究およびランダム化比較試験のサブグループ解析で報告されている[8)11)]．中咽頭扁平上皮がんに対し，シスプラチン併用放射線治療を行った患者群の後方視的解析では，HPV のステイタスが独立した予後因子であった．さらに，喫煙歴，T 因子，N 因子も含めて low risk, intermedeiate risk, high risk に層別化し，OS に有意な差があることを示した（図 3）．局所進行中咽頭がんに対する根治的放射線治療において，シスプラチン併用療法に対するセツキシマブ併用療法の非

劣性を証明する第Ⅲ相比較試験が行われたが，このサブグループ解析で喫煙者（10 pack-year 以上）は非喫煙者と比較し，予後不良であった．したがって，HPV 陽性中咽頭がんでは，喫煙が予後不良因子である．

手術加療が行われた HPV 関連中咽頭がんにおいても同様に，喫煙者は非喫煙者に比較して予後が劣る可能性があるが，そのことを裏付ける報告はまだ乏しい．2010～2017 年に局所進行中咽頭がんに対し transoral robotic surgery（TORS）が最初に行われた 258 人を対象とした単施設からのretrospective case seriese では，HPV 陽性患者を喫煙歴で非喫煙者（<10 pack-year），喫煙者（喫

煙の既往者，現喫煙者）に層別化したが，喫煙者と非喫煙者，非喫煙者と現喫煙者の間でいずれも疾患特異的生存割合，局所制御率に有意な差はなかった[12]．

TNM 分類

国際対がん連合（UICC）第8版では，HPV 関連中咽頭がんの概念が新規に導入された．従来の喫煙，飲酒に関連した HPV 陰性中咽頭がんと比較し，HPV 関連中咽頭がんは生命予後が良好で局所およびリンパ節転移の予後への影響も異なることを反映した TNM 分類となっている．HPV 関連中咽頭がんの診断は，UICC では p16 免疫染色に基づいて行われる．T 分類は，T1～T3 分類では HPV 陽性・陰性がんで共通である．一方で T4 分類は，p16 陰性または不明では，従来の切除可能病変である T4a と切除不能な病変である T4b に分類されるが，HPV 陽性中咽頭がんでは，切除可能かどうかは予後に影響せず T4 のみである（表3-a）．HPV 陽性中咽頭がんの臨床的 N 分類では転移側，単・多発，径が N 因子を決定し，N3 分類が存在するのに対して，病理学的 N 分類では1～4個のリンパ節転移が N1，5個以上が N2 に分類され，N3 は規定されていない．対して，HPV 陰性中咽頭がんでは臨床分類，病理学的分類ともに節外浸潤の概念が導入され，ともに N3b に分類される．臨床学的 N 分類では，皮膚浸潤もしくは筋肉への固着や結合のある軟部組織浸潤，神経浸潤がある場合のように診察所見に基づいて節外浸潤が判断されるが，病理学的分類では，組織学的に節外浸潤が診断される（表3-b，i／ii）．M 分類は，HPV 陽性と陰性で共通で遠隔転移があれば M1 とされる．

病期分類は，p16 陽性例と陰性例で予後が異なることを反映し，HPV 陽性中咽頭がんと HPV 陰性中咽頭がんで大きく異なり，HPV 関連中咽頭がん例において早期のステージングに分類される．たとえば，最大径3cm で同側に多発のリンパ節腫大がある症例の場合，HPV 陰性中咽頭が

んでは cT2N2bM0，Stage ⅣA に分類されるのに対し，HPV 陽性中咽頭がんでは cT2N1M0，StageⅠとダウンステージングとなる．また，HPV 陽性中咽頭がんでは T 因子，N 因子に関係なく M1 症例のみ Stage Ⅳ期に分類される．

以上の変更に基づいて病期別の生存期間を Saito らの多施設の観察研究より検討すると，第7版では Stage Ⅳ に分類される患者が大きな割合を占めていたのに対し，第8版では Stage Ⅰ，StageⅡ に分類される割合が増加し（表4），カプランマイヤー曲線に基づいた生存期間分析も病期ごとによく分離され，病期と予後がよく相関した[13]（図4）．

HPV 陽性中咽頭がんと HPV 陰性中咽頭がんでは治療方針は変更すべきか

中咽頭がんの治療において HPV 感染の有無で，治療強度を調整することは推奨されていない．しかし，HPV 陽性中咽頭がんは，生命予後がすぐれ，患者に40歳台，50歳台の患者が多く含まれることから，治療の低侵襲化による口腔乾燥症や嚥下障害などの晩期毒性を軽減し，患者の治療後の quality of life（QOL）の維持が課題となる．2022年8月時点では，エビデンスレベルの高い臨床試験の報告はまだ不足しており，2022年頭頸部癌診療ガイドラインでは，HPV のステイタスにより根治的放射線・化学放射線治療において治療強度を軽減することは推奨されていない．ただし，米国においては，実臨床の一部で HPV 関連中咽頭がんにおける放射線治療の低侵襲化治療が行われている．米国からの後方視的コホート研究によれば，2017年3月～2019年7月に化学放射線治療を受けた HPV 関連中咽頭がん患者276人において，放射線治療の治療強度を減弱した場合でも治療効果は良好で，QOL が保たれていた．この研究では，HPV 陽性中咽頭がんにおいて予防的治療領域への放射線治療の線量および標的体積を減らす低侵襲化治療が実施された症例が検討された．26か月の追跡期間で8例に局所再発があり，24か月

表 3. TNM 分類

a. T-原発腫瘍

	p16 陰性もしくは不明	p16 陽性
T1	最大径が 2 cm 以下の腫瘍	
T2	最大径が 2 cm をこえるが 4 cm 以下の腫瘍	
T3	最大径が 4 cm をこえる腫瘍，または喉頭蓋舌面へ進展する腫瘍	
T4	次のいずれかに浸潤する腫瘍： T4a：喉頭，舌深層の筋肉/外舌筋，内側翼突筋，硬口蓋または下顎骨 T4b：外側翼突筋，翼状突起，上咽頭側壁，頭蓋底，または頸動脈を全周性に取り囲む腫瘍	次のいずれかに浸潤する腫瘍： 喉頭，舌深層の筋肉/外舌筋，内側翼突筋，硬口蓋，下顎骨，外側翼突筋，翼状突起，上咽頭側壁，頭蓋底，または頸動脈を全周性に取り囲む腫瘍

（頭頸部癌取扱い規約第 6 版より改変）

b（ⅰ）. N-領域リンパ節（臨床的 N 分類）

	p16 陰性もしくは不明	p16 陽性
NX	領域リンパ節の評価が不能	
N0	領域リンパ節転移なし	
N1	同側の単発性リンパ節転移で最大径が 3 cm 以下かつ節外浸潤なし	一側のリンパ節転移で最大径がすべて 6 cm 以下
N2	N2a：同側の単発性リンパ節転移で最大径が 3 cm をこえるが 6 cm 以下かつ節外浸潤なし N2b：同側の多発性リンパ節転移で最大径が 6 cm 以下かつ節外浸潤なし N2c：両側または対側のリンパ節転移で最大径が 6 cm 以下かつ節外浸潤なし	対側または両側のリンパ節転移で最大径がすべて 6 cm 以下
N3	N3a：最大径が 6 cm をこえるリンパ節転移で節外浸潤なし N3b：単発性または多発性リンパ節転移で臨床的節外浸潤あり	最大径が 6 cm をこえるリンパ節転移

（頭頸部癌取扱い規約第 6 版より改変）

b（ⅱ）. N-領域リンパ節（病理学的 N 分類）

	p16 陰性もしくは不明	p16 陽性
NX	領域リンパ節の評価が不能	
N0	領域リンパ節転移なし	
N1	同側の単発性リンパ節転移で最大径が 3 cm 以下かつ節外浸潤なし	1〜4 個のリンパ節転移
N2	N2a：同側，単発性，最大径≦3 cm かつ節外浸潤（−） 　　　最大径＞3 cm，≦6 cm かつ節外浸潤（−） N2b：同側，多発性，最大径≦6 cm かつ節外浸潤（−） N2c：両側/対側，最大径≦6 cm かつ節外浸潤（−）	5 個以上のリンパ節転移
N3	N3a：最大径＞6 cm，かつ節外浸潤（−） N3b：最大径＞6 cm，かつ節外浸潤（＋） 　　　同側・多発性もしくは 　　　対側・多発性，両側・多発性，かつ節外浸潤（＋）	分類なし

（UICC　第 8 版より）

c. 病期分類

		p16 陰性もしくは不明			p16 陽性		
0 期		Tis	N0	M0	Tis	N0	M0
Ⅰ期		T1			T1，T2	N0，N1	
Ⅱ期		T2			T1，T2，T3	N2 N0，N1，N2	
Ⅲ期		T3 T1，T2，T3	N0 N1		T1，T2，T3 T4	N0，N1，N2 N に関係なく	
Ⅳ期	ⅣA	T1，T2，T3 T4a	N2 N0，N1，N2		T に関係なく	N に関係なく	M1
	ⅣB	T4b T に関係なく	N に関係なく N3				
	ⅣC	T に関係なく	N に関係なく	M1			

M0：遠隔転移なし，M1：遠隔転移あり

（頭頸部癌取扱い規約第 6 版より改変）

表 4. 2011〜2014 年に本邦で治療された
HPV 関連中咽頭癌患者の病期分類

（N＝688）

第 8 版に基づいた TNM 病期分類	患者数（%）
Stage Ⅰ	343（49.9%）
Stage Ⅱ	210（30.5%）
Stage Ⅲ	124（18.0%）
Stage Ⅳ	11（1.6%）

（文献 13-表 1 より転載）

局所・領域制御割合は 97.0%，無増悪生存割合
（PFS）は 88.0%，無遠隔転移生存割合は 95.2%，
全生存割合は 95.1%と良好な治療成績を示した．
また，24 か月時点で咀嚼，疼痛，社会的な交流，
摂食，構音，嚥下などの複合 QOL スコアの多く
が治療前と同等以上であった[14]．また，米国のが
ん登録データを用いた観察研究によれば，2010〜
2014 年に HPV 関連中咽頭がんに対し根治的放射
線・化学放射線治療を受けた患者 759 人のうち，
線量を軽減した放射線治療（≧50 Gy，＜66 Gy）を

受けた患者は 104 人，通常の放射線治療（≧66
Gy）を受けた患者は 655 人であった．フォロー期
間の中央値は 30.5 か月，傾向スコアで逆確率重み
づけ法による調整後の OS は有意な差はなく両群
で同等であった（82.2% vs 79.3%）．化学放射線
治療を受けた患者におけるサブグループ解析でも
両群の OS に差はなく，多変量解析でも線量軽減
群は OS の低下と相関しなかった[15]．このように
米国では実臨床で HPV 陽性中咽頭がんにおける
放射線治療の低侵襲化治療が一部で行われてお
り，どのような患者群を対象に低侵襲化治療を行
うかが臨床試験で現在検討されている．

化学放射線治療で併用する薬物治療について
は，HPV のステイタスにかかわらずシスプラチ
ンが推奨される．局所領域進行 HPV 関連中咽頭
がん患者に対する放射線治療で併用する薬剤にお
いてセツキシマブのシスプラチンに対する治療効

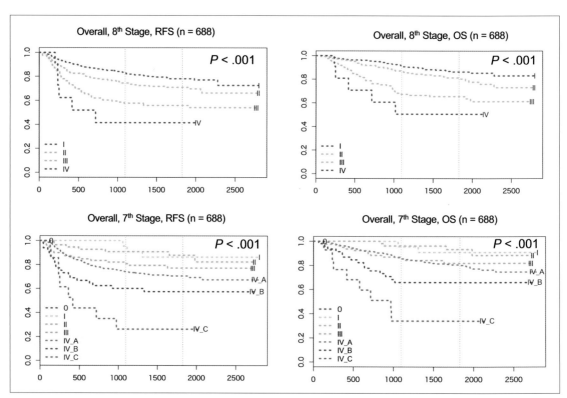

図 4. 2011〜2014 年に本邦で治療された HPV 関連中咽頭がん患者の生存曲線
（文献 13-図 2 より一部改変）

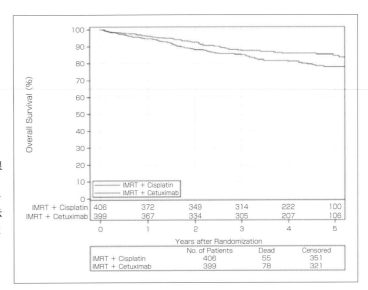

図 5.
HPV 関連中咽頭がんに対する化学放射線療法の5年生存割合
セツキシマブ併用放射線治療はシスプラチン併用放射線治療に対する非劣勢を示せず，5年生存割合は 77.9% vs 84.6% と有意に低下した
（文献 11 より）

果の非劣性を評価する第Ⅲ相試験が行われた．セツキシマブ併用群はシスプラチン併用群と比較し，5年全生存割合（77.9% vs 84.6%）は非劣性をみたさず（図5），PFS は有意に悪化し（HR 1.72，95% CI：1.29-2.29，5年 PFS 67.3% vs 78.4%），LRF（局所領域再発）は有意に高かった（（HR 2.05，95% CI：1.35-3.10，5年 LRF 17.3% vs 9.9%））．安全性については，急性期の有害事象，晩期毒性いずれも両群に差がなく[12]，セツキシマブ併用放射線治療による毒性軽減も期待できない結果となった．

将来的には HPV 陽性中咽頭がんにおける個別化治療（喫煙歴，頸部リンパ節の広がりなど）で低侵襲治療が選択される可能性がある．具体的にどのような場合に，どのように低侵襲治療を導入するかは，今後のさらなる臨床研究の積み重ねが必要である．

遠隔転移のない局所進行中咽頭がんに対し，HPV のステイタスにより手術治療（＋術後放射線治療）と同時化学放射線治療のどちらを選択すべきか，という議論についてはこれまで限られた臨床試験で検討されているのみである．局所進行頭頸部扁平上皮がんを対象に手術治療＋術後放射線治療と化学放射線治療を比較したランダム化比較試験のサブグループ解析では，中咽頭がんでは化学放射線治療は手術＋術後放射線治療と同等の治療成績が得られた[16]．したがって，局所進行中咽

頭がんに対し，欧米では根治治療として化学放射線治療が選択される傾向にある．本邦での頭頸部癌診療ガイドラインでは，この点について言及がなく，手術治療も化学放射線治療と同等に有用であることから，腫瘍の状態，患者の年齢・併存症などの背景，患者本人の希望を考慮して，各施設で治療方針を選択しているのが現状である．

参考文献

1) Dahlstrom KR, Bell D, Hanby D, et al：Socioeconomic characteristics of patients with oropharyngeal carcinoma according to tumor HPV status, patient smoking status, and sexual behavior. Oral Oncol, 51(9)：832-838, 2015.
2) 日本頭頸部癌学会：全国登録2018年初診症例の報告書.
3) 日本頭頸部癌学会：全国登録2019年初診症例の報告書.
4) Saito Y, Yoshida M, Ushiku T, et al：Prognostic value of p16 expression and alcohol consumption in Japanese patients with oropharyngeal squamous cell carcinoma. Cancer, 119(11)：2005-2011, 2013.
5) D'Souza G, Kreimer AR, Viscidi R, et al：Case-control study of human papillomavirus and oropharyngeal cancer. N Engl J Med, 356(19)：1944-1956, 2007.
6) Drake VE, Fakhry C, Windon MJ, et al：Timing, number, and type of sexual partners associated with risk of oropharyngeal cancer. Cancer, 127(7)：1029-1038, 2021.

7）Fakhry C, Westra WH, Li S, et al：Improved Survival of Patients With Human Papillomavirus-Positive Head and Neck Squamous Cell Carcinoma in a Prospective Clinical Trial. J Natl Cancer Inst, **100**(4)：261-269, 2008.

8）Ang KK, Harris J, Wheeler R, et al：Human papillomavirus and survival of patients with oropharyngeal cancer. N Engl J Med, **363**(1)：24-35, 2010.
　Summary　ランダム化比較試験で局所進行中咽頭がんに対し化学放射線治療が行われた患者群を後方視的に解析し，HPV のステイタスが予後の独立した因子であることを明らかにした．

9）家根旦有：頭頸部癌における p16 の意義．日耳鼻会報, **122**(8)：1164-1166, 2019.

10）Foulkes WD, Flanders TY, Pollock PM, et al：The CDKN2A(p16)gene and human cancer. Mol Med, **3**(1)：5-20, 1997.

11）Gillison ML, Trotti AM, Harris J, et al：Radiotherapy plus cetuximab or cisplatin in human papillomavirus-positive oropharyngeal cancer（NRG Oncology RTOG 1016）：a randomised, multicentre, non-inferiority trial. Lancet, **393**(10166)：40-50, 2019.
　Summary　局所進行 HPV 陽性中咽頭がんに対する根治的な放射腺治療において，従来のシスプラチン併用に対してセツキシマブ併用の非劣性を証明する第Ⅲ相試験が行われたが，非劣性は証明されなかった．

12）Roden DF, Hobelmann K, Vimawala S, et al：Evaluating the impact of smoking on disease-specific survival outcomes in patients with human papillomavirus-associated oropharyngeal cancer treated with transoral robotic surgery. Cancer, **126**(9)：1873-1887, 2020.

13）Saito Y, Hayashi R, Iida Y, et al：Optimization of therapeutic strategy for p16-positive oropharyngeal squamous cell carcinoma：Multi-institutional observational study based on the national Head and Neck Cancer Registry of Japan. Cancer, **126**(18)：4177-4187, 2020.

14）Tsai CJ, McBride SM, Riaz N, et al：Evaluation of Substantial Reduction in Elective Radiotherapy Dose and Field in Patients With Human Papillomavirus-Associated Oropharyngeal Carcinoma Treated With Definitive Chemoradiotherapy. JAMA Oncol, **8**(3)：364-372, 2022.

15）Gabani P, Lin AJ, Barnes J, et al：Radiation therapy dose de-escalation compared to standard dose radiation therapy in definitive treatment of HPV-positive oropharyngeal squamous cell carcinoma. Radiother Oncol, **134**：81-88, 2019.

16）Iyer NG, Tan DS, Tan VK, et al：Randomized trial comparing surgery and adjuvant radiotherapy versus concurrent chemoradiotherapy in patients with advanced, nonmetastatic squamous cell carcinoma of the head and neck：10-year update and subset analysis. Cancer, **121**(10)：1599-1607, 2015.

MB ENT, 281：37-48, 2023

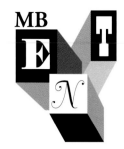

◆特集・ヒトパピローマウイルス(HPV)—ワクチン接種の積極的勧奨にあたり知っておくべき知識—

子宮頸がんについて（総論）

工藤梨沙[*1]　榎本隆之[*2]

Abstract　本邦では浸潤子宮頸がんは現在，年間約 1 万人が罹患し，約 2,900 人が死亡している[1]．近年は患者数・死亡者数ともに漸増傾向にあり，特に 30 歳台での急増が晩産化と合わせて社会問題となっている[2][3]．また，二次予防である子宮頸がん検診受診率は諸外国に比べて低く，一次予防である HPV ワクチン接種については，2013 年 4 月に HPV ワクチンが定期接種となったが，ワクチンの副反応報道が執拗に報道されたため厚労省は 2013 年 6 月に HPV ワクチンの積極的勧奨の中止を発表，その後，接種対象者の接種率が 1% 未満まで落ち込んだ[4][5]．そのため，ワクチン接種が進んでいる諸外国では若年者の子宮頸がん罹患者数の減少が報告されている一方，本邦では接種対象者にかかわらずワクチン接種を受けなかった世代の子宮頸がん罹患率が高い水準にとどまることが懸念されている[6][7]．本稿では子宮頸がんおよび HPV の基本的な知識と HPV ワクチンの概要について解説する．

Key words　子宮頸がん(cervical cancer)，HPV(human papillomavirus)，がん予防(cancer prevention)，子宮頸がん検診(cervical cancer screening)，HPV ワクチン(HPV vaccine)

HPV とは

HPV はヒトに感染する DNA ウイルスである．現在は 200 種類以上の遺伝子型が同定されているが，子宮頸がんなどのがんから検出される HPV を高リスク HPV としている．高リスク HPV には HPV16/18/31/33/35/39/45/51/52/56/58/66/68 型が含まれている[8]．本邦における子宮頸がんの 60～70% 程度は HPV16/18 型によることが判明している[9]．さらには，HPV16/18 型はがんに進行するスピードが早いため，20 歳台の子宮頸がんに限ると 90% 程度は HPV16/18 型が原因となる[10]．尖圭コンジローマなどの良性のいぼから検出される HPV は低リスク HPV と呼ばれ，HPV6/11/42/43/44 型など高リスク HPV に属さない型が含まれる．

HPV は接触によって感染するウイルスである．主には性的接触によって感染し，温泉やプールなどでの感染は稀とされている．高リスク HPV は

ごくありふれたウイルスであり，女性の 50～80% は生涯に少なくとも一度は感染すると推定されている[11]．言い換えれば性交経験のある女性はほぼ気がつかないうちに HPV に感染してしまっているともいえる．女性と同様に性交経験のある男性でもほぼ感染の経験があることがわかっている．

高リスク HPV に感染しても 1 年後には 80% の女性が，2 年後には 90% の女性が検査陰性となる[12]．多くのケースでは HPV が自然に排除されると考えられているが，ごく少量の（検査閾値以下の）HPV が細胞内に持続感染し，その後に加齢などの免疫状態に応じて再燃してくるケースもあるため注意が必要である[13]．早期発見するためには定期的に検診を受けることが重要である．

HPV は子宮頸がん以外にも，中咽頭がん，肛門がん，膣がん，外陰がんなどの粘膜がんの原因となるウイルスであることも判明しており，肛門がん，膣がん，外陰がんは，HPV ワクチン接種によ

*1　Kudo Risa，〒 951-8510　新潟県新潟市中央区旭町通 1-757　新潟大学医学部産科婦人科学教室，助教
*2　Enomoto Takayuki，同，特任教授

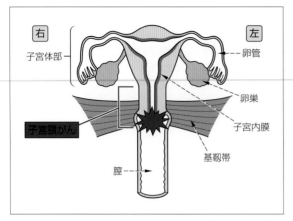

図 1. 子宮頸がん

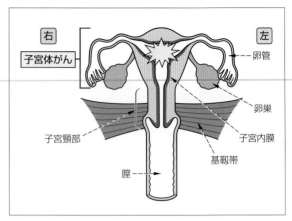

図 2. 子宮体がん

り上皮内病変は予防可能であることが判明していることから，浸潤がんも予防されることが見込まれる[14].

子宮とは

子宮は正常成人女性では鶏卵大であり，膣側の子宮頸部と頭側の子宮体部の2つから構成されている．頭側の子宮体部は受精卵が着床し，胎児が成長する場であり，妊娠・出産に必須の臓器である．子宮体部の内膜は排卵後に妊娠が成立しなければ月経として定期的に体外に排出される．一方，子宮の膣側は子宮頸部であり，妊娠時には体部を支え，流早産を防ぐ役割がある．その他にも頸管粘液を分泌することで，膣からの上行性感染を防いだり，性周期に合わせて頸管粘液の粘稠度を変化させることで精子の途上を手助けしたりする役割もある．

子宮頸がんとは

子宮頸部から発生するがんは子宮頸がん（図1），子宮体部から発生するがんは子宮体がん（図2）となる．発生する部位が異なるだけではなく，原因や特徴も異なる全く別のがんである．子宮体がんの約80%は未産婦，初経が早い，閉経が遅いなどのエストロゲン（いわゆる女性ホルモン）の過剰曝露がリスク因子であり，発症年齢のピークは50歳台，つまり閉経周辺期にあり，主な組織型は低悪性度の類内膜がんで予後は良好である．残りの約20%程度はエストロゲン非依存性であり，発

症年齢のピークは60〜70歳台にあり，主な組織型は高悪性度の類内膜がん，明細胞がん，漿液性がんなどで早期に転移しやすく予後不良である．一方，子宮頸がんの原因の95%以上はヒトパピローマウイルス（HPV）感染であることが知られている[8].　HPVが関与しない子宮頸がんもあるが，稀（数%程度）である．約70%は扁平上皮がんであり，HPVが関係している．約25%は腺がんであり，HPV関連がんの通常型腺がんがもっとも頻度が高い．比較的稀な腺がんとして胃の幽門腺に類似した形態を示す胃型腺がんがあるが，これはHPVとの関連が指摘されていない．胃型腺がんは異型に乏しく検診による早期発見が難しいことが知られており，放射線感受性も低く通常型腺がんと比較すると予後は不良である．その他に特殊組織型として小細胞がんがあるが，その多くからHPVが検出される．

HPVに感染してから子宮頸がんに進展するまでの期間は数年から数十年と考えられている（図3）[15].　HPVが持続的に感染している状態が続くと，そのうちの約10%の女性は細胞が異常な形に変化して子宮頸部異形成（子宮頸がんの前がん状態）を発症する．異形成には異常の軽い異形成（軽度異形成），中等度の異形成（中等度異形成），強い異形成（高度異形成）まであり，異形成の程度が増悪していくと，上皮内がんを経て浸潤がんとなる．中等度異形成以上に進行する場合の大多数は高リスクHPVが関与しており，低リスクHPV感染の場合は軽度異形成でとどまり，Koilocytosis

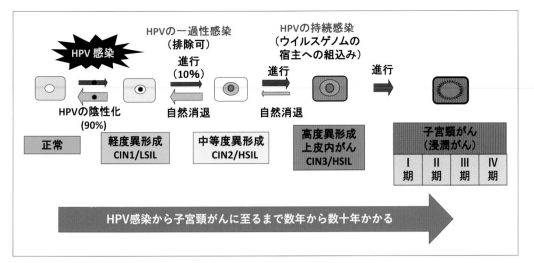

図 3. 子宮頸がんの進展過程
（日本産婦人科学会 HP より）

という特徴的な細胞診所見を呈することが多い．異形成の段階では基本的には自覚症状がないが，子宮頸がん検診で発見することが可能である．浸潤がんに至る前に検診で高度異形成もしくは上皮内がんの段階で早期発見することが子宮温存と救命のためには重要である．

子宮頸がんの疫学

浸潤子宮頸がんは現在本邦では年間約1万人が罹患し，約2,900人が毎年亡くなっている（図4, 5）[1]．近年は罹患数・死亡者数ともに漸増しており，特に若年者での急増が晩産化と合わせて大きな社会問題である[2)3)]．現在，本邦での浸潤子宮頸がんのピークは40歳台であり，44歳以下の若年者であっても，年間約300人も亡くなっている（図6）．さらには子宮頸部上皮内がんまで含めると年間約3万人以上が罹患しており，ピークは30歳台となっている（図7）．そして，子宮頸がんの前がん状態である子宮頸部異形成の検出は20歳台から増加する．本邦では現在子宮頸がん検診は20歳から2年に1回受けることが推奨されているが，検診を20歳台からきちんと受けることが，早期発見につながるポイントである．

子宮頸がんの治療

異形成といわれる前がん状態を指摘された場合は，軽度〜中等度異形成までは定期的な検査（細胞診や組織診）を行い，進行の有無を確認する．高度異形成以上から子宮頸部上皮内がんまでは円錐切除術などの子宮の一部をくり抜くような治療により，子宮体部を温存しながら病変を完全切除することが可能である（図8）．しかし，円錐切除術には流・早産のリスク上昇，月経流出路の異常，残存子宮への再発などの合併症があるため注意が必要である．浸潤がんとなった場合は進行期や組織型により治療法を選択するが，基本的に子宮の摘出や放射線治療を要するため，ごく早期で発見された場合を除いて妊孕性を温存することはできない．また，子宮頸がんの標準術式は広汎子宮全摘術であるが，この術式は子宮筋腫などの良性疾患や子宮体がんなどに行われる単純子宮全摘術と比較して，排尿障害・リンパ浮腫・骨盤膿瘍などの合併症の率が多く，体に負担が大きい術式であるために高齢者には放射線治療を選択することが多い（図9）．広汎子宮全摘術が適応となる進行期はT分類でIB1期〜II期までである．本邦では手術に際して骨盤内リンパ節転移の有無を問わない施設も多いが，諸外国では術中リンパ節生検の結果が陽性あるいは画像診断で強く疑う場合は手術を断念することが多い．また，本邦においても，腫瘍径が大きいIB3期やIIB期は近年同時化学放射線治療が行われることが多くなってきている．高齢であった場合や，T分類でIII期以上であった場合は放射線治療が基本となり，進行期，

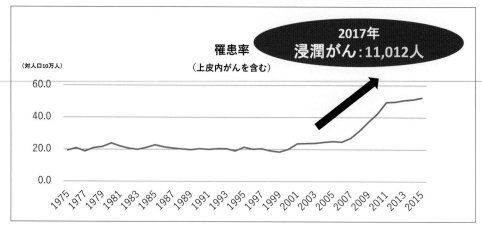

図 4. 日本における子宮頸がんの罹患率
（国立がん研究センターがん対策情報センター「がん登録・統計」　地域がん登録全国推計
によるがん罹患データ（1975 年〜2015 年）より作図）

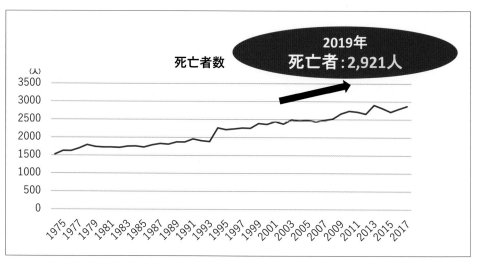

図 5. 日本における子宮頸がんの死亡者数
（国立がん研究センターがん対策情報センター「がん登録・統計」　人口動態統計によるが
ん死亡データ（1958 年〜2018 年）より作図）

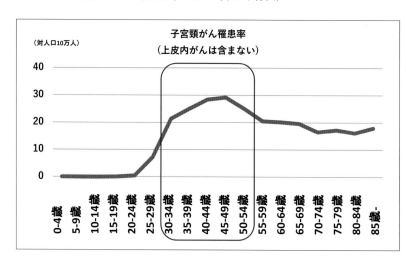

図 6.
年齢別浸潤子宮頸がん罹患率
（国立がん研究センターがん対策
情報センター「がん登録・統計」
地域がん登録全国推計によるが
ん罹患データ（1975 年〜2015 年）
より作図）

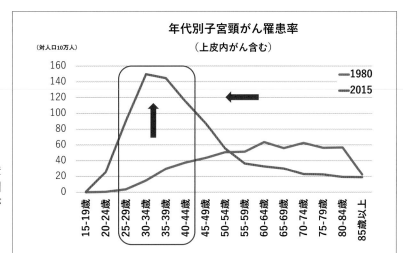

図 7.
子宮頸がん罹患年齢の若年化
(国立がん研究センターがん対策
情報センター「がん登録・統計」
地域がん登録全国推計によるが
ん罹患データ(1975〜2015 年)よ
り作図)

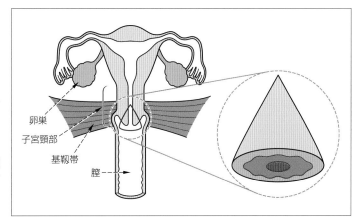

図 8.
子宮頸部円錐切除術
・ごく初期の場合のみ実施可能(基本的には上
　皮内がんまで)
・子宮頸部の一部を円錐状にくり抜く
・子宮は温存できるため妊娠は可能
・子宮頸管の狭窄や流産・早産のリスクが存在
・残存子宮への再発リスクのため,生涯通じて
　の検診が必要

PS(performance status),年齢などに応じて同時
化学放射線治療を選択する.放射線治療も骨髄抑
制や下痢などの急性期の障害の他,腸閉塞,瘻孔
形成,出血性膀胱炎などの晩期合併症もあり,生
涯の QOL(quality of life)に大きな影響を与える
治療法である.ⅣB 期の場合,患者の全身状態,
転移の場所,症状に応じて抗がん剤治療,放射線
治療,緩和的治療を選択する.子宮頸がんの進行
期と進行期に応じた治療法の選択については表1
および図10を参照されたい.

子宮頸がん予防

　がんの予防として一次予防,すなわちがんにな
らないための予防と,二次予防,すなわちがんを
早期に発見し早期に治療することでがんによる死
亡を減らす2つの方法がある.
　子宮頸がんは前述のように原因と進展過程が判

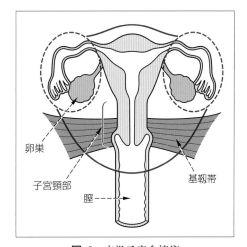

図 9. 広汎子宮全摘術
・子宮頸がんの基本術式
・子宮・子宮傍組織・附属器・膣の一部を
　摘出
・根治を目指す
・子宮周囲の靱帯も摘出するため合併症が
　多い(排尿障害や排便障害)
・子宮を摘出するため,妊孕性は残せない

表 1. 子宮頸がんの進行期分類

Ⅰ期	がんが子宮頸部のみに認められ，子宮以外に病変を認めない
ⅠA 期	病理組織検査のみでがんが診断できる（肉眼で病変を指摘できない）
ⅠA1 期	間質浸潤の深さが 3 mm 以下
ⅠA2 期	間質浸潤の深さが 3 mm をこえるが，5 mm 以下
ⅠB 期	病変が子宮頸部にあり，浸潤の深さが 5 mm をこえる
ⅠB1 期	病変の大きさが 2 cm 以下
ⅠB2 期	病変の大きさが 2 cm をこえるが，4 cm 以下
ⅠB3 期	病変の大きさが 4 cm をこえる
Ⅱ期	がんが子宮をこえて広がっているが，腟の外陰側 1/3 または骨盤壁に達しない
ⅡA 期	がんが腟に広がっている（外陰側 1/3 には達していない）
ⅡA1 期	病変の大きさが 4 cm 以下
ⅡA2 期	病変の大きさが 4 cm をこえる
ⅡB 期	がんが子宮傍組織に広がる（骨盤壁には達していない）
Ⅲ期	がんが腟または骨盤壁に広がり，進展が高度である
ⅢA 期	がんが腟の外陰側 1/3 に達している（骨盤壁には達していない）
ⅢB 期	がんが骨盤壁に達している
ⅢC 期	腫瘍の大きさと範囲に関係なく，骨盤または傍大動脈リンパ節に転移している
ⅢC1 期	骨盤リンパ節だけに転移が認められるもの
ⅢC2 期	傍大動脈リンパ節に転移が認められるもの
Ⅳ期	がんが膀胱や直腸に広がるか，遠隔転移がある
ⅣA 期	膀胱や直腸に広がる
ⅣB 期	遠隔転移がある

（日産婦 2020，FIGO2018 より作成）

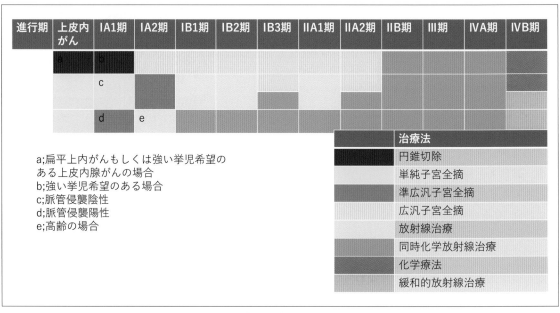

図 10. 局所進行期（T 分類）別の本邦での主な治療法
（子宮頸がん治療ガイドライン 2022 年版より作成）

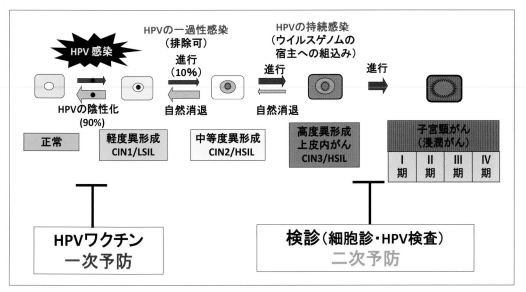

図 11. 子宮頸がんの予防戦略
（日本産婦人科学会 HP より）

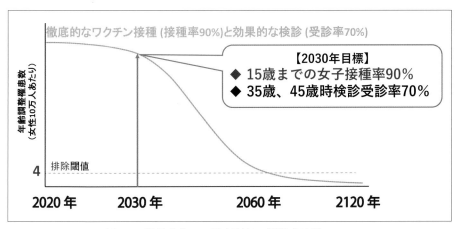

図 12. 世界全体での子宮頸がん罹患率予測モデル

明しているため，一次予防として HPV という原因に対して感染予防を行う HPV ワクチンがあり，二次予防として前がん病変で発見する子宮頸がん検診がある（図11）．一次予防も二次予防も揃っており，疾患を世界から排除させることが可能である数少ないがんである．

　WHO は 2019 年に子宮頸がん年間調整罹患率（世界共通の人口モデルで補正した罹患率）の今後の予測モデルを報告した[7]．現行の子宮頸がん検診を継続するのみでは残念ながら子宮頸がんの罹患率は減少しないが，HPV ワクチン接種率を90％以上として，生涯 2 回の子宮頸がん検診を70％以上の女性が受ければ，先進国は 2060 年頃まででに，開発途上国も今世紀中には子宮頸がんが排除（罹患率；人口 10 万対 4 人以下）できる可能性があることを示した（図 12）．

　2020 年以降，スウェーデン，デンマーク，イギリスから，HPV ワクチン接種が浸潤子宮頸がんリスクを 90％減少させたことを示した論文が次々と発表されたため，予測モデルがより現実味を帯びてきている（図13）[16]〜[18]．そして，接種した年齢が若年であるほど，浸潤子宮頸がんの発生率の低下は著しいことも示された．浸潤子宮頸がんの予防効果が示されたことで，世界は，確実に子宮頸がん予防のための HPV ワクチン接種率を高める方向に舵をとることが見込まれる．

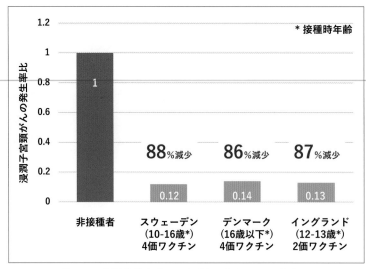

図 13. 定期接種世代での浸潤子宮頸がん予防効果

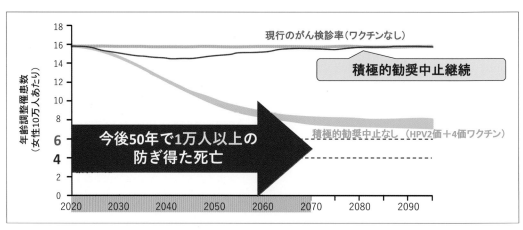

図 14. 日本における子宮頸がんの罹患率の予測モデル
（文献 6 より改変）

　実際，WHO は子宮頸がんを過去の病気にすることを目標に掲げ様々な介入を続けている[19)20)]．具体的には 2030 年までにすべての国々で，①15 歳までの女児の HPV ワクチン接種率は 90％以上とすること，②子宮頸がん検診受診率を 70％以上とし，前がん病変の治療を 90％以上行うこと，③浸潤がんの治療は 90％以上行うことを目標としている．2020 年 11 月 16 日に子宮頸がん制圧に向けて，2030 年までに各国が目標達成に向けて取り組むことを，WHO は正式に提言した[21)]．ルワンダやブータンなどの開発途上国も WHO が介入することで，HPV ワクチンは現在 9 割を超える接種率となっている[22)]．
　その一方，本邦では積極的勧奨中止の影響を受

けて，HPV ワクチン接種率は低迷しており，世界の流れから取り残されつつあることが懸念されていた．本邦の子宮頸がん罹患率は 2020 年において，人口 10 万人対 15 人程度であり，積極的勧奨中止下のままのワクチン接種率と現状の検診受診率のままでは，到底子宮頸がん罹患率の低下の見込みがなく，積極的勧奨が中止されなければ防ぎ得た 1 万人以上の死亡者が発生する見込みであった（図 14）[6)]．このような状況を打破するため，厚生労働省は HPV ワクチンの有効性と安全性に関するデータが揃ったとして，積極的勧奨を 2022 年 4 月より再開し，HPV ワクチン再普及へ向けて舵を切った．

日本人の性的活動性と子宮頸がんリスク

HPV は性的接触で感染するため，性的活動と子宮頸がんリスクの関連についても検討を行っている．我々が行った日本人の 20～41 歳の健常女性を対象にした研究では，7 割以上の人が 10 代で初交を経験し，3 割以上の人は経験人数 6 人以上であった[23]．また，初交年齢が低いほど経験人数が多くなる傾向にあり，経験人数が 6 人以上になると HPV16/18 型の感染リスクが約 78 倍に上昇する．3 割以上の人の経験人数が 6 人以上であったことを考えると，このリスクを有している人が稀ではないことがわかる．一方で，中等度異形成以上のリスクは，初交年齢や経験人数にかかわらず HPV16/18 型の感染がもっとも重要な要因であった（113.7 倍）．思春期世代へのがん教育・性教育と初交前のワクチン接種による HPV 感染の予防が重要であることが示唆された．

子宮頸がん検診の概要について

二次予防である子宮頸がん検診は子宮頸部細胞診に基づくものと HPV 検査に基づくものとがある[24]．子宮頸部細胞診は子宮頸部の細胞を主にはブラシを用いて頸部を擦ることで採取して，異形細胞の有無を確認する検査であり，本邦では 20 歳以上の女性に 2 年に 1 回受けることが勧められている（推奨グレード A）．内診台に上がり，直接子宮頸部を肉眼で確認して，医師が採取することとされている．HPV 検査は細胞診と同様に子宮頸部をブラシで擦って回収した検体から HPV の有無を確認する検査であり，単独法（推奨グレード A）と細胞診との併用法（推奨レベル C）がある．単独法も併用法も 30 歳から，5 年に 1 回の感覚で勧められている．しかし，HPV 検査を用いた検診は，HPV ワクチンが普及していない本邦では，偽陽性者および要精査者が増えること，検診後のアルゴリズムが確立していないことより，普及していない現状がある．いずれの検診にしても検査時間は短時間で終わり，わずかな出血がある程度で

身体への負担は少ない．しかしながら，子宮頸がん検診受診率は，欧米では 70～80％台であるのに対して，本邦では全年齢では 40％程度であり，さらに 20 歳台に限ってみると受診率は 10％台ともっと低く，残念ながら普及しているとは言い難い．

HPV ワクチンの概要

HPV ワクチンは 2006 年にアメリカ食品医薬品局（FDA）で認可されて以降，様々な国で導入されており，現在は世界中の 100 カ国以上で接種されている．女児に対する定期接種としては 110 カ国，男児への定期接種としては 40 カ国以上で認可されている[25]．

HPV ワクチンは現在 3 種類が市場導入されている．2 価 HPV ワクチンであるサーバリックス®，4 価 HPV ワクチンであるガーダシル®，9 価 HPV ワクチンであるシルガード® 9 の 3 種類である．2 価ワクチンは高リスク HPV のうち HPV16/18 型を予防し，4 価ワクチンは HPV16/18 型に加えて尖圭コンジローマの原因となる低リスク HPV の HPV6/11 型の感染を予防する．どちらも HPV16/18 型の検出頻度から本邦においても約 60～70％の子宮頸がんを予防可能と推測されている[26)27]．4 価ワクチンについては本邦でも男児への適応が認可されており，希望者には任意接種として接種可能である．9 価ワクチンは高リスク HPV のうち HPV16/18/31/33/45/52/58 型と低リスク HPV である HPV6/11 型の感染を予防する．本邦の子宮頸がんの HPV 型別検出頻度からは約 90％の子宮頸がんを予防可能と推測されている[28]．2 価ワクチンと 4 価ワクチンは現在も本邦においても定期接種に含まれているため，対象の年齢である 12～16 歳の女児は自治体により無料もしくは低額で接種を受けることができる．2 価ワクチンは初回接種と初回接種から 1，6 か月後，4 価ワクチンと 9 価ワクチンは初回接種と初回接種から 2，6 か月後の合計 3 回の接種が本邦では推奨されている．一方，世界では 14 歳までであれば

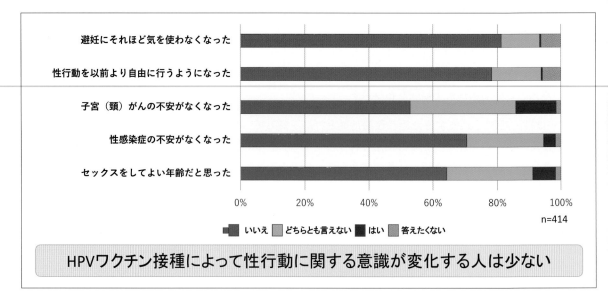

図 15. HPV ワクチン接種後の性行動への意識
（文献 29 より）

免疫応答が良いため，0，6か月後の2回接種を行っている国が多い．9価ワクチンは本邦では9歳以上の女児を対象に認可されているが，現在は定期接種には含まれておらず，接種を希望する場合には任意接種となるが，2023年4月からは定期接種に含まれる見込みである．男児に対しては4価ワクチンが認可されているが，こちらも定期接種には現在含まれていないため，任意接種となる．

HPV ワクチンは，本邦では2010年に自治体ごとの公費接種が始まり，2013年4月には国が定める定期接種プログラムに含まれたが，接種後の多様な症状についてのセンセーショナルな報道が相次ぎ，2013年6月に厚生労働省は積極的勧奨の一時中止を発表した．その結果，HPV ワクチン接種率はほぼ0まで激減し[4)5)]，現在も HPV ワクチンは定期接種に含まれ，12〜16歳の女性は無料で接種できるにもかかわらず，厚生労働省からの積極的勧奨が中止されていたため，ワクチン接種率は激減した状態が続いていた．2022年4月に厚生労働省は有効性と安全性に関するデータがそろったとして，積極的勧奨の再開を実施した．また同時に，積極的勧奨の差控えにより定期接種の機会を逃した女性への救済措置として，公費での接種機会をキャッチアップ接種として設けている．対象者は1997年（平成9年）度生まれ〜2005年（平成17年）度生まれまでの女性であり，キャッチアップ接種期間は2022年（令和4年）4月〜2025年（令和7年）3月までの3年間限定である．今後の接種率の推移について注目したい．HPV ワクチンの有効性と安全性に関する各論は別稿にて解説されているため，是非ご一読いただきたい．

HPV ワクチンと性的活動性

HPV ワクチンについては接種することで性的に活発になることを一時懸念されたため，我々はHPV ワクチン接種と性的活動性についての検討を行っていた[29)]．接種と性的活動性に関する相関については，HPV ワクチン接種後に性的に活発になったもしくは避妊しなくなったと答えた人はわずか0.5％であり，HPV ワクチン接種によって性行動に関する意識が変化する女性は少数であることが我々の研究で示されている（図15）．本研究では，実際の性行動として初交年齢，経験人数，出会い系サイトの使用経験，コンドームの使用率，妊娠の経験の有無についても調査し，むしろ非接種者のほうがよりハイリスクな性行動をとっている傾向が確認された（図16）．HPV ワクチン非接種者に対しての性教育とがん検診の重要性に関する教育が，より重要であることが示されており，今後の課題と考えている．

	接種者	非接種者	p値
初交年齢 (平均値±標準偏差)[1]	16.6歳±2.2歳	15.8歳±2.4歳	0.008†
経験人数(平均値±標準偏差)[1]	4.0人±6.2人	7.0人±12.4人	0.016‡
出会い系サイトの使用経験あり(%)[2]	23.7%	32.4%	0.003*
コンドームを毎回もしくは多くの場合使用している (%)[3]	81.5%	63.5%	0.046*
妊娠の経験あり (%)[3]	6.7%	27.7%	0.036*

非接種者の方がよりハイリスクな性行動をとっている

1) 性交経験のある女性 (n=283)　*カイ二乗検定(答えたくないは除外)
2) 全ての女性 (n=828)　†T検定
3) 結婚していない性交経験のある女性 (n=247)　‡ Mann-Whitney検定

図 16. HPV ワクチン接種の有無と性行動
（文献 29 より）

文　献

1) 国立がん研究センター　がん対策情報センター. https://gdb.ganjoho.jp/graph_db/gdb4 （最終アクセス日 2022 年 9 月 16 日）

2) Motoki Y, Mizushima S, Taguri M, et al：Increasing trends in cervical cancer mortality among young Japanese women below the age of 50 years：an analysis using the Kanagawa population-based Cancer Registry, 1975-2012. Cancer Epidemiol, **39**：700-706, 2015.

3) Yagi A, Ueda Y, Kakuda M, et al：Epidemiologic and Clinical Analysis of Cervical Cancer Using Data from the Population-Based Osaka Cancer Registry. Cancer Res, **79**：1252-1259, 2019.

4) Hanley SJB, Yoshioka E, Ito Y, et al：HPV vaccination crisis in Japan. Lancet, **385**(9987)：2571, 2015.

5) Nakagawa S, Ueda Y, Yagi A, et al：Corrected human papillomavirus vaccination rates for each birth fiscal year in Japan. Cancer Sci, **111**：2156-2162, 2020.
　Summary　厚生労働省の報告から，日本全国における HPV ワクチン接種率をより正確に計算した論文. 積極的勧奨中止後からは HPV ワクチン接種率は激減している.

6) Simms KT, Hanley SJB, Smith MA, et al：Impact of HPV vaccine hesitancy on cervical cancer in Japan：a modelling study. Lancet Public Health, **5**：e223-e234, 2020.
　Summary　本邦における子宮頸がん罹患率や死亡者数の推移をシミュレートした論文. 現状のままでは子宮頸がん排除には程遠い状態.

7) Simms KT, Steinberg J, Caruana M, et al：Impact of scaled up human papillomavirus vaccination and cervical screening and the potential for global elimination of cervical cancer in 181 countries, 2020-99：a modelling study. Lancet Oncol, **20**：394-407, 2019.
　Summary　181 カ国を所得によって 3 つに区分し，子宮頸がん排除に向けたシミュレーションした論文. 先進国は 21 世紀半ば，開発途上国は 21 世紀中に子宮頸がん排除が可能.

8) zur Hausen H：Papillomavirus and cancer：from basic studies to clinical application. Nat Rev Cancer, **2**：342-350, 2002.

9) Azuma Y, Kusumoto-Matsuo R, Takeuchi F, et al：Human papillomavirus genotype distribution in cervical intraepithelial neoplasia grade 2/3 and invasive cervical cancer in Japanese women. Jpn J Clin Oncol, **44**：910-917, 2014.

10) Schwarz TF, Spaczynski M, Schneider A, et al：Immunogenicity and tolerability of an HPV-16・18 AS04-adjuvanted prophylactic cervical cancer vaccine in women aged 15-55 years. Vaccine, **27**：581-587, 2009.

11) Bosch FX, Sanjose SD：Human papillomavirus and cervical cancer—burden and assessment of causality. J Natl Cancer Inst Monogr, **31**：3-13, 2003.

12) Franco EL, Villa LL, Sobrinho JP, et al：Epidemiology of acquisition and clearance of cervi-

cal human papillomavirus infection in women from a high-risk area for cervical cancer. J Infect Dis, **180**：1415, 1999.

13）Brody H：Human papillomavirus. Nature Outlook, **488**：30, 2012.

14）Kjaer SK, Nygard M, Sundstrom K, et al：Final analysis of a 14-year long-term follow-up study of the effectiveness and immunogenicity of the quadrivalent human papillomavirus vaccine in women from four nordic countries. E Clinical Medicine, **23**：100401, 2020.

15）Ho GYF, Bierman R, Beardsley L, et al：Natural history of cervicovaginal papillomavirus infection in young women. N Engl J Med, **338**：423, 1998.

16）Lei J, Ploner A, Elfstrom KM, et al：HPV Vaccination and the Risk of Invasive Cervical Cancer. N Engl J Med, **383**：1340-1348, 2020.

17）Kjaer SK, Dehlendorff C, Belmonte F, et al：Real-World Effectiveness of Human Papillomavirus Vaccination Against Cervical Cancer. J Natl Cancer Inst, **113**：1329-1335, 2021.

18）Falcaro M, Castanon A, Ndlela B, et al：The effects of the national HPV vaccination programme in England, UK, on cervical cancer and grade 3 cervical intraepithelial neoplasia incidence：a register-based observational study. Lancet, **398**：2084-2092, 2021.

19）Global strategy to accelerate the elimination of cervical cancer as a public health problem. https://www.who.int/publications/i/item/9789240014107

20）日本産婦人科学会：全世界的な公衆衛生上の問題：子宮頸癌の排除. https://www.jsog.or.jp/modules/jsogpolicy/index.php?content_id=4（最終アクセス日 2022 年 9 月 16 日）

21）WHO：Launch of the Global Strategy to Accelerate the Elimination of Cervical Cancer. https://www.who.int/news-room/events/detail/2020/11/17/default-calendar/launch-of-the-global-strategy-to-accelerate-the-elimination-of-cervical-cancer（最終アクセス日 2022 年 9 月 16 日）

22）WHO：Monitoring and Surveillance of HPV Vaccination Programmes. https://www.who.int/teams/immunization-vaccines-and-biologicals/diseases/human-papillomavirus-vaccines-(HPV)/hpv-clearing-house/monitoring（最終アクセス日 2022 年 9 月 16 日）

23）Yamaguchi M, Sekine M, Hanley SJB, et al：Risk factors for HPV infection and high-grade cervical disease in sexually active Japanese women. Sci Rep, **11**：2898, 2021.

24）科学的根拠に基づくわが国の子宮頸がん検診を提言する「有効性に基づく子宮頸がん検診ガイドライン」更新版. https://www.ncc.go.jp/jp/information/pr_release/2020/0729/index.html（最終アクセス日 2022 年 9 月 16 日）

25）Global HPV Vaccine Introduction Overview. https://www.path.org/resources/global-hpv-vaccine-introduction-overview/（最終アクセス日 2022 年 9 月 16 日）

26）Konno R, Shin HR, Kim YT, et al：Human papillomavirus infection and cervical cancer prevention in Japan and Korea. Vaccine, **26**：M30-M42, 2008.

27）Matsumoto K, Yoshikawa H：Human papillomavirus infection and the risk of cervical cancer in Japan. J Obstet Gynaecol Res, **39**：7-17, 2013.

28）Huh WK, Joura EA, Giuliono AR, et al：Kjaer SK, Nygard M, Sundstrom K, et al.：Final analysis of a 14-year long-term follow-up study of the effectiveness and immunogenicity of the quadrivalent human papillomavirus vaccine in women from four nordic countries. Lancet, **390**：2143-2159, 2017.

29）Kudo R, Sekine M, Yamaguchi M, et al：Internet Survey of Awareness and Behavior Related to HPV Vaccination in Japan. Vaccines, **9**：87, 2021.

MB ENT, 281：49-58, 2023

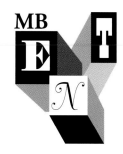

◆特集・ヒトパピローマウイルス(HPV)―ワクチン接種の積極的勧奨にあたり知っておくべき知識―

HPV 関連腫瘍としての陰茎がん

神波大己*

Abstract 陰茎がんの 95％は扁平上皮がんである．陰茎扁平上皮がんの半数で HPV DNA が検出されるため，病理組織診断では HPV 関連扁平上皮がんと HPV 非関連扁平上皮がんに大別される．包茎や HPV 感染は強い危険因子として知られているが，発がん機構の詳細は未解明の部分が大きい．原発巣や領域リンパ節治療については手術が大きな役割を果たしており，局所進行がんや転移がんではシスプラチンを中心とした多剤併用化学療法や放射線療法を組み合わせた集学的治療が必要となる．陰茎がんは希少がんであり，地域や国ごとの罹患率と医療レベルの不均衡のため大規模な臨床試験を主体とした体系的な治療開発が進みにくいとともに，診療ガイドラインの整備も先進国に限られている．本邦でもようやく陰茎がんの診療ガイドラインが発刊され，体系的診療の基盤は整った．包皮環状切除や HPV ワクチンの陰茎がんの予防的意義の検証，陰茎がんの発がん分子機構の解明と新規治療の開発など国際協力が求められており，本邦も積極的に関与すべきである．

Key words 陰茎がん(penile cancer)，希少がん(rare cancer)，扁平上皮がん(squamous cell carcinoma)，ヒトパピローマウイルス(human papillomavirus：HPV)，診療ガイドライン(clinical practice guidelines)

はじめに

　陰茎がんはいわゆる希少がんであり，その病因に関する研究や体系的な治療法構築のための研究に関するエビデンスレベルの高い知見は世界的にも非常に少ない．ましてや本邦におけるそのようなエビデンスは皆無といっても過言ではない．そのため，一般医家のみならず泌尿器専門医や病理専門医でさえ「陰茎がんはヒトパピローマウイルス(HPV)関連腫瘍である」と明確には意識していない可能性がある．世界における陰茎がんの年間新規罹患数は子宮頸がんの約 1/20 であり[1]，地域基幹病院の規模であれば少なくとも年間に 1～2 例は陰茎がん患者を診療する機会があると見込まれる．このように『エビデンスの少ない希少がんであるものの必ず診療機会がある』という陰茎が

んの特性を考えると，陰茎がんの state-of-the-art としての知見を HPV 関連腫瘍の診療機会が多い婦人科や耳鼻咽喉科など他診療科と共有するとともに，我々泌尿器専門医が研究の進んでいる他の HPV 関連腫瘍の知見から学ぶ機会を提供する本企画の意義は大きい．

陰茎がんの疫学と危険因子としての HPV

　全世界における陰茎がんの年間新規罹患数は 26,000 人[1]，年齢調整罹患率は 0.84 人/10 万人/年と非常に稀な疾患である．罹患率には地域差，人種差が存在し，一般的に欧米など先進国では低く，アジア，アフリカ，中南米の一部の発展途上国で高い傾向がみられる[2]．本邦における年齢調整罹患率は 0.4 人/10 万人/年[3]とされ，全世界のそれと比較してもさらに希少であることがわか

＊ Kamba Tomomi，〒860-8556 熊本県熊本市中央区本荘 1-1-1　熊本大学大学院生命科学研究部泌尿器科学講座，教授

表 1. 陰茎腫瘍の WHO 分類

悪性上皮性腫瘍：Malignant epithelial tumours	**間葉系腫瘍**：Mesenchymal tumours
扁平上皮癌：Saumaous cell carcinoma	**良性腫瘍**
HPV 感染非関連扁平上皮癌：Non-HPV-related squamous cell carcinoma	良性線維性組織球腫：Benign fibrous histiocytoma
扁平上皮癌, 通常型：Squamous cell carcinoma, usual type	傍神経節腫(グロムス腫瘍)：Glomus tumour
偽過形成癌：Pseudohyperplastic carcinoma	顆粒細胞腫：Granular cell tumour
偽腺管癌：Pseudoglandular carcinoma	血管腫：Haemangioma
疣贅癌：Verrucous carcinoma	若年性黄色肉芽腫：Juvenile xanthogranuloma
孔道癌：Carcinoma cuniculatum	平滑筋腫：Leiomyoma
乳頭状扁平上皮癌, 詳細不明：Papillary squamous cell carcinoma, NOS	リンパ管種：Lymphangioma
腺扁平上皮癌：Adenosquamous carcinoma	筋内膜種：Myointimoma
肉腫様(紡錘細胞)癌：Sarcomatoid(spindle cell)carcinoma	神経線維腫：Neurofibroma
混合型扁平上皮癌：Mixed squamous cell carcinoma	神経鞘腫：Schwannoma
HPV 感染関連扁平上皮癌：HPV-related squamous cell carcinoma	**悪性腫瘍(悪性度不明の腫瘍を含む#)**
類基底扁平上皮癌：Basaloid squamous cell carcinoma	血管肉腫：Angiosarcoma
乳頭状類基底癌：Papillary-basaloid carcinoma	淡明細胞肉腫：Clear cell sarcoma
疣状癌：Warty carcinoma	隆起性皮膚線維肉腫：Dermatofibrosarcoma protuberans #
疣状類基底癌：Warty-basaloid carcinoma	類上皮血管内皮腫：Epithelioid haemangioendothelioma
淡明細胞型扁平上皮癌：Clear cell squamous cell carcinoma	類上皮肉腫：Epithelioid sarcoma
リンパ上皮腫様癌：Lymphoepithelioma-like carcinoma	ユーイング肉腫：Ewing sarcoma
他の希少な癌：Other rare cancers	巨細胞性線維芽細胞腫：Giant cell fibroblastoma #
	カポジ肉腫：Kaposi sarcoma
前駆病変：Precursor lesions	平滑筋肉腫：Leimyosarcoma
陰茎上皮内新生物：Penile intraepithelial neoplasia(PeIN)	悪性末梢神経鞘腫：Malignant peripheral nerve sheath tumour
疣状／類基底／疣状類基底：Warty/basaloid/warty-basaloid	粘液線維肉腫：Myxofibrosarcoma
分化型陰茎上皮内新生物：Differentiated PeIN	未分化多形肉腫：Undifferentiated pleomorphic sarcoma
パジェット病：Paget disease	骨肉腫, 骨外性：Osteosarcoma, extraskeletal
	横紋筋肉腫：Rhabdomyosarcoma
メラニン色素細胞病変：Melanocytic lesions	滑膜肉腫：Synovial sarcoma
	リンパ腫：Lymphomas
	転移性腫瘍：Metastatic tumours

(文献 22 より)

る. 一方, 陰茎がんの年間新規罹患数は子宮頸がん(530,000 人)[1]の約 5％程度と推定されることから, 決して希少過ぎて診療機会がほとんどないとはいえない. 実際, 本邦のがん登録病院では年間に 2 例程度の陰茎がんを診療しているというデータもある[4].

陰茎がんは典型的な高齢者のがんであるという点では他の HPV 関連腫瘍と異なる. 稀に 40 歳未満の男性にも発生し得るが, 一般的には 50～70 歳台に好発し, 年齢とともに罹患率は上昇する[2)4)～6]. 診断時年齢の中央値は米国では 68 歳[5], 本邦はそれより高齢の 74 歳[4]と報告されている.

陰茎がんの発生部位は亀頭, 包皮, 冠状溝といった先端部が 8 割以上を占め, 陰茎幹部の頻度は低い. 組織型では扁平上皮がんが 95％を占め, 肉腫, 悪性黒色腫, 基底細胞癌, 乳房外パジェット病, 悪性リンパ腫なども頻度は低いものの発生し得る[7].

亀頭包皮炎や硬化性苔癬による慢性炎症, 肥満, 喫煙, 不良な衛生状態, 低い社会経済状態, 紫外線 A 波など様々な因子が陰茎がんの危険因子として報告されているが[8)9], とりわけ包茎とHPV 感染は非常に重要な危険因子として認識すべきである. 陰茎がん患者の 25～75％は包茎であり[10], 包茎と浸潤性陰茎がんには非常に強い相関(オッズ比 16)がある[11]. 小児期／青年期の割礼は浸潤性陰茎がんに対する強い予防効果(オッズ比 0.33)を示す[12].

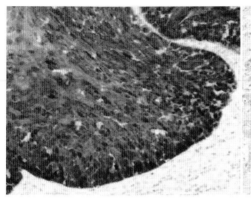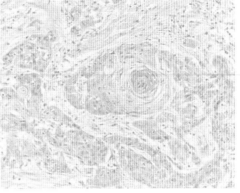

a｜b

図 1. 陰茎扁平上皮がんにおける p16^{INK4a} 免疫染色
a：p16^{INK4a} 陽性例（類基底扁平上皮がん）
b：p16^{INK4a} 陰性例（通常型扁平上皮がん）

陰茎がんはほぼ全例が陰茎部の皮膚異常あるいは無痛性の触知可能病変を主訴として発見され，診断時には限局性がんあるいは局所進行性がんであることが大多数である．診断時に遠隔転移が認められるのは1〜10％とされる．遠隔転移症例の予後は，有効な治療法が確立されていないこともあり著しく不良である．遠隔転移のない症例においてもっとも強い予後予測因子は領域リンパ節転移の有無であり，5年がん特異的生存率はpN0，pN1，pN2，pN3でそれぞれ96％，80％，66％，37％との報告がある[13)14)]．

一方，陰茎がん組織におけるHPV DNA陽性率は50.8％[15)]であり，他の肛門陰部生殖器領域のがん（子宮頸がん；100％，腟がん；78％，肛門がん；88％）よりも低率であるが，中咽頭がんの30.8％よりは高率である[1)16)]．HPV亜型の分析によると，陰茎がんでは高リスクHPVに分類されるHPV16型が68.3％ともっとも検出頻度の高いDNA型であり，低リスクの6型（8.1％）と高リスクの18型（6.9％）がそれに次いで頻度が高かった．興味深いことにこの傾向は多くのHPV関連腫瘍と共通している[1)15)17)]．本邦の陰茎がん組織におけるHPV DNA陽性率を検討した4つの研究では全体として53.1％であったが，個々の研究では12〜75％とばらつきが大きい[18)〜21)]．いずれも少数例の検討であり，多数例を検討する大規模研究が本邦でも期待される．

陰茎がんの病理学的分類とHPV

最新の陰茎がんの病理学的分類は2016年に発表されたWHO分類（WHO2016分類）によっている[22)]（表1）．前述したように陰茎がんの95％を扁平上皮がんが占めるため，ここでは扁平上皮がんの組織亜型をHPVと関連づけて論じることとする．

WHO2016分類では臨床病理学的特徴とHPV感染との関連性に基づいて陰茎扁平上皮がんをHPV感染関連扁平上皮がんとHPV感染非関連扁平上皮がんに大別している．HPV感染関連扁平上皮がん全体におけるHPV DNA陽性率は72.7％であり，非関連扁平上皮がんの19.4％と比較しても明らかに高頻度にHPV感染を合併していることがわかる．HPV感染細胞の代替組織マーカーとして使用されるp16^{INK4a}陽性率についてもHPV感染関連がんでは85.8％であり非関連がんの17.1％よりも明らかに高率である[15)]．

HPV感染関連扁平上皮がんとしては，類基底扁平上皮がん，乳頭状類基底がん，疣状がん，疣状類基底がん，淡明細胞型扁平上皮がん，リンパ上皮腫様がん，その他の稀ながんが分類されている．類基底扁平上皮がんにおけるHPV DNA/p16^{INK4a}陽性率は84.0％/94.9％であり，疣状癌では58.7％/55.2％，疣状類基底癌では75.7％/100％と報告されている[15)]（図1）．

HPV感染非関連扁平上皮がんとしては，通常型扁平上皮がん，偽過形成がん，偽腺管がん，疣

表 2. 陰茎がんの TNM 分類（AJCC, 8th edition）

T　原発腫瘍	
TX：原発腫瘍の評価が不可能	
T0：原発腫瘍を認めない	
Ta：非浸潤性限局性扁平上皮癌	
Tis：上皮内癌（Penile intraepithelial neoplasia［PeIN］）	
T1：亀頭部　　上皮下結合組織に浸潤する腫瘍	
包皮　　真皮，上皮下結合組織または肉様膜に浸潤する腫瘍	
陰茎幹　表皮と海綿体間の結合組織に浸潤する腫瘍	
T1a：脈管浸潤／神経周囲浸潤がなく，かつグレード 1～2	
T1b：脈管浸潤／神経周囲浸潤がある，あるいはグレード 3 以上	
T2：尿道海綿体に浸潤する腫瘍（尿道浸潤の有無はとわない）	
T3：陰茎海綿体に浸潤する腫瘍（尿道浸潤の有無はとわない）	
T4：その他隣接臓器への浸潤	

cN　領域リンパ節（臨床診断）
cNX：領域リンパ節の評価が不可能
cN0：触知しない
cN1：片側可動性のあるリンパ節触知
cN2：多発または両側に可動性のあるリンパ節触知
cN3：非可動性の鼠径リンパ節触知，または骨盤リンパ節転移（片側 or 両側）

pN　領域リンパ節（病理学的診断）
pNX：領域リンパ節郭清なし
pN0：リンパ節転移なし
pN1：片側 2 個以下のリンパ節転移
pN2：片側 3 個以上のリンパ節転移，または両側リンパ節転移
pN3：骨盤リンパ節転移あり，または領域リンパ節の節外進展あり

M　遠隔転移
M0：遠隔転移なし
M1：遠隔転移あり

G　Histopathological Grading
GX：評価不可能，G1：Well differentiated，G2：moderately differentiated，G3：Poorly differentiated/high grade

（文献 23 より）

贅がん，孔道がん，乳頭状扁平上皮がん，腺扁平上皮がん，肉腫様（紡錘細胞）がん，混合型扁平上皮がんが分類されている．通常型扁平上皮がん，疣贅がん，乳頭状扁平上皮がん，肉腫様（紡錘細胞）がんにおける HPV DNA/p16^{INK4a} 陽性率はそれぞれ32.2%/36.9%，21.7%/4.8%，15.5%/0%，10.5%/0%であった[15]．

陰茎がんの病期分類

1．TNM 分類

　陰茎がんの病期分類には現在表 2 に示す AJCC TNM 分類第 8 版が用いられている[23]．

2．病期分類

　T 病期，N 病期，M 病期に応じて病期 0～病期Ⅳまで表 3 のように分類されている．

表 3. 陰茎がんの病期分類

	T	N	M
Stage 0is	Tis	N0	M0
Stage 0a	Ta	N0	M0
Stage Ⅰ	T1a	N0	M0
Stage ⅡA	T1b T2	N0	M0
Stage ⅡB	T3	N0	M0
Stage ⅢA	T1–3	N1	M0
Stage ⅢB	T1–3	N2	M0
Stage Ⅳ	T4 Any T Any T	Any N N3 Any N	M0 M0 M1

（文献 23 より）

陰茎がんの治療と診療ガイドライン

　陰茎がんの治療は ① 原発巣に対する手術，② 原発巣リスク分類に応じた領域リンパ節および骨盤内リンパ節に対する手術，③ 局所進行がんに対する周術期化学療法あるいは転移がんに対する全身化学療法が 3 本柱となっている．放射線療法は状況により適宜手術の代替あるいは補助として行うことがある．

　日本独自の陰茎癌診療ガイドライン発刊以前は海外の診療ガイドラインを参考にするしかなく，保険診療体制の違い，より高齢の患者層であるといった本邦に特異的な事情を考慮して施設ごとに独自の方針を取っている可能性が伺われる．実際，ガイドライン発刊以前のがん登録データによる検討では，臨床病期が上がるほど，年齢 80 歳を境にして，手術，放射線，化学療法の選択にばらつきが認められている[4]．我々の行っている九州沖縄地区における陰茎癌診療実態調査においても領域リンパ節や骨盤リンパ節に対する郭清方針について大きなばらつきを認めた（投稿準備中）．日本版ガイドライン発刊により陰茎がんの診療が標準化され，適切な患者に，適切なタイミングで，適切な方法で介入されるようになれば，陰茎がんの治療成績もさらに改善されるものと期待している．

　ここからは陰茎癌診療ガイドライン初版[8)9)]の中で CQ として取り上げられた診断・治療に関する項目について概説する（図 2）.

CQ1.　原発巣診断：局所治療実施前の陰茎腫瘍生検について

　陰茎がんを疑う症例には診断確定のため局所治療実施前に腫瘍生検を行うことが推奨されている．特に，局所治療として放射線治療を行う場合には必須である．生検により 96% の症例でがんの確定診断が可能である．異型度，組織亜型，腫瘍深達度，脈管浸潤，神経周囲浸潤については手術による摘出標本の最終病理診断との一致率は低いことに留意する．

CQ2.　領域リンパ節診断：非触知鼠径リンパ節に対するリンパ節生検（郭清）について

　原発巣の病理所見のうち，深達度，異型度で鼠径リンパ節転移リスクを評価する．Tis/Ta/T1 かつ G1 の陰茎がんは低リスク，T1G2 を中リスク，T2 以上または G3 を高リスクとし，低リスクおよび脈管浸潤を伴わない中リスク症例は鼠径リンパ節転移陽性率が 16% 程度とされており，腫大したリンパ節を触知しない場合には生検や郭清による確定診断は省略可能である．一方，それ以外の中リスク症例，高リスク症例については鼠径リンパ節転移陽性率が 70% 前後と高率であるため，センチネルリンパ節生検あるいは限局郭清による術中迅速病理組織診断を行い，陽性所見があった場合には続けて根治的鼠径リンパ節郭清を行うことが推奨されている．根治的鼠径リンパ節郭清術は合併症率が非常に高い手術（major complication 5〜37.5%，minor complication 45〜54%）であり，不要な合併症を回避する目的でこのようなリスクに応じた段階的アプローチが推奨されている．

CQ3.　原発巣治療：早期陰茎がんに対する陰茎温存について

　陰茎がん原発巣に対する手術療法は腫瘍縁から 2 cm のマージンを取る陰茎切断術（部分切断術あるいは全切断術＋尿道会陰瘻造設）が行われてきたが，近年欧米を中心に局所軟膏療法，レーザー手術，Mohs 顕微鏡手術，環状切除術，亀頭剝離・再建術，亀頭摘除術などの陰茎温存療法が選択肢の一つとなってきている．局所再発率は陰茎切断術よりも高いものの，救済手術などにより疾患特異生存や全生存に差はなく排尿機能や性機能，QOL 保持に優れているとされるが，無作為化比較試験（RCT）での検証はされておらず，さらに数ある陰茎温存療法のうちどれがもっとも優れているかは明らかではない．Tis/Ta/T1 症例が好適応であるが，G3 症例では注意を要する．本邦ではほとんど普及しておらず，日本人症例での成績は不明であるため，ガイドラインで CQ として取り上げられたものの「推奨の評価ができない」となっ

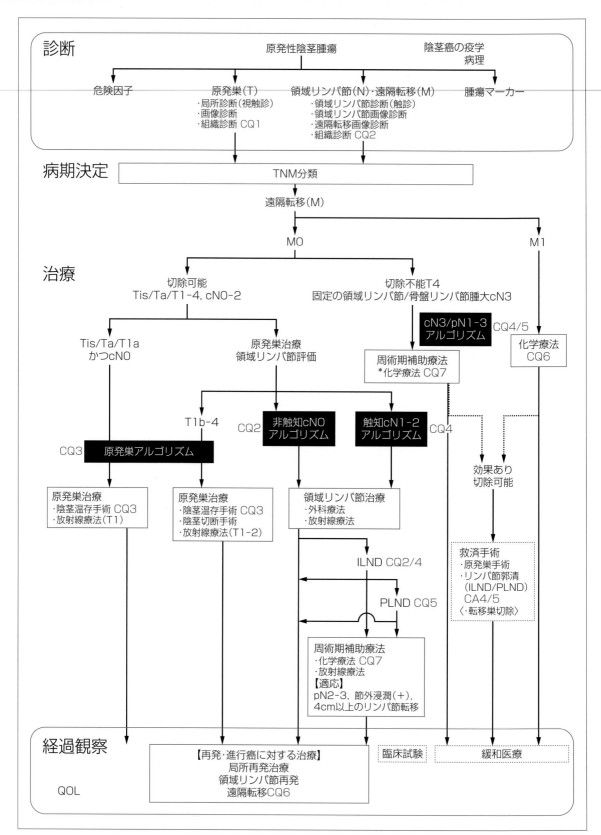

図 2. 陰茎がん診療フローチャート
（文献 8 より）

た．しかしながら，ガイドラインで取り上げられたことで今後本邦でも陰茎温存療法に取り組む施設が増えるかもしれない．

CQ4. 領域リンパ節治療：触知する鼠径リンパ節に対する鼠径リンパ節郭清について

可動性のある腫大した鼠径リンパ節を触知する場合（cN1/2），穿刺吸引細胞診や限局郭清による術中迅速病理組織診断により腫大したリンパ節が転移陽性であることを確認したうえで根治的鼠径リンパ節郭清を施行する．陰性の場合は経過観察可能である．触知するリンパ節のうち30～50％は感染などによる炎症性腫大とされており，cN1/2症例においても不要な合併症を回避する目的でこのようなリスクに応じた段階的アプローチが推奨されている．ただし，可動性のない腫大リンパ節（cN3）症例の場合，生検による組織診断のうえ化学療法を考慮する．

CQ5. 骨盤リンパ節治療：鼠径リンパ節転移確定例およびcN3症例に対する骨盤リンパ節郭清について

鼠径リンパ節転移の数および節外進展の有無により骨盤リンパ節転移陽性率が異なることが知られている．すなわち，節外進展がなければ鼠径リンパ節転移が1個では骨盤リンパ節転移の確率は5％未満であるのに対し，2個では23％，3個以上または節外進展ありの場合には56％に上昇する．したがって，病理学的に鼠径リンパ節転移が片側に2個以上あるいは節外進展が認められた場合には同側の骨盤リンパ節覚醒が推奨される．cN3も臨床的に節外進展が推定される状況といえるため，化学療法が奏効し切除可能となった場合には鼠径リンパ節郭清と骨盤リンパ節郭清を行う．

CQ6. 全身薬物療法：切除不能および転移を有する陰茎がんの一次化学療法について

陰茎がんは希少がんであり大規模試験が非常に遂行しづらい．したがって，陰茎がんに対して第3相RCTにより有効性と安全性を証明された薬剤は現時点では存在しない．第2層試験や後方視的解析によりTPF（ドセタキセル＋シスプラチン＋5-FU）やTIP（パクリタキセル＋イホスファミド＋シスプラチン）といったシスプラチンをキードラッグとする多剤併用化学療法の有用性が示唆されていることから，ガイドラインでも「提案できる」とされている．本邦でも実際に臨床で実践されていることも多い．前者は複数の第2層試験により約40％の奏効率が示されている．一方，後者は後述の術前化学療法の第2層試験の結果（奏効率50％）を参考に行われている．したがって，TPFとTIPのどちらが優れているかは不明である．

CQ7. 周術期補助薬物療法：リンパ節転移を有する陰茎がんに対する周術期化学療法について

術前補助化学療法については複数の第2層試験の結果より，やはりTPFやTIPといったシスプラチンを含む多剤併用化学療法が提案できるとされている．術後補助化学療法については推奨に足るエビデンスがなく推奨できないとされている．

陰茎がんとHPVワクチン

女性に対するHPVワクチンは国や地域による政策の差異によって普及の差はあるものの，世界のワクチン対象年齢層の女性の概ね50％に少なくとも1回のワクチン接種が行われているとされ[24]，ほぼすべての国，特に低所得の国では費用対効果も高いことが示唆されている[25]．しかしながら，陰茎がんに対する予防的HPVワクチンに関しては研究によって結果が分かれており，主要な診療ガイドラインにも組み込まれていない[26]．したがって，陰茎がんに対する予防的HPVワクチンは現時点ではグローバルスタンダードとなっていないといえる．希少がんである陰茎がんのうちHPV感染関連扁平上皮がんは全体の半数程度であること，高齢発症であることを考えると，より効果的な年齢層の検討，費用対効果の検証など解決すべき課題も多い．

一方，陰茎がんを男性HPV関連腫瘍の枠組みで捉えることで，HPVワクチンの意義を見出せ

る可能性はある．最近の系統的レビューによると，主に HPV 既感染の男性に対する HPV ワクチンは持続的な肛門陰部生殖器 HPV 感染や肛門高異型上皮内病変に対して中等度の効果を示すこと，HPV 未感染の男性を対象とした研究ではワクチンの効果が高かったこと，これらの知見は性行為未経験の年齢層の男性にワクチン接種が推奨されることを支持するものであるとしている[27]．

陰茎がん診療の展望

世界的な視点でみれば，陰茎がんは希少がんであると同時に，その罹患率に地理的偏差が存在する疾患である．すなわち，陰茎がんに関する論文数が多い，あるいは多施設共同研究への貢献度の高いのは罹患率の低い北米や欧州の先進国であり，罹患率が高いアフリカ，南米，アジアの発展途上国では研究が少ないという矛盾が存在する．希少がんにおけるそのような矛盾を解消し，診療を国や地域によらず均質化することが，陰茎がん患者の予後を改善することにつながる．そのために先進国，発展途上国を問わず国際協力に巻き込み，促進するようなプラットフォームが望まれている．その取り組みの一つとして the Global Society of Rare Genitourinary Tumors（GSRGT）が挙げられる．GSRGT は，実際には希少がん患者の多数を抱えながら試験参加登録から除外されてきた発展途上国の研究参加を促進させること，泌尿生殖器希少がんの専門家を結集して解決すべき喫緊の課題を抽出し，国を問わず共有できるガイドラインを作成すること，アメリカ臨床腫瘍学会（ASCO），欧州臨床腫瘍学会（ESMO），アメリカ泌尿器科学会（AUA），欧州泌尿器科学会（EAU）など既存学会と議論を深めて科学的協力を創成し，共通のガイドラインを提供するとともに研究プロトコルを改善するために協力することを目標として掲げている[28]．そのような現状ではあるが，陰茎がん患者の診療に関する初めての RCT（InPACT 試験）が欧米で進行中である．鼠径リンパ節転移を有する陰茎がん患者 400 人を組み込む予定の RCT で，①この患者層における術前化学療法あるいは術前化学放射線療法の意義，②治療的鼠径リンパ節郭清にて高リスクと判定された患者層における予防的骨盤リンパ節郭清の意義を検証するものである[29]．このような RCT に先進国，発展途上国を問わず参加できるように GSRGT のような取り組みへの期待は大きい．本邦もそのような取り組みに積極的にかかわるべきであると考えられる．

一方，国内的には日本版のガイドラインが作成されたことで診療の標準化が期待されるとともに，標準化された診療に基づく治療成績を知ることは将来の治療成績改善へのマイルストーンとなる．それに基づいてアンメットニーズが明らかにされれば治療法の開発や臨床試験につながることが期待される．ガイドラインが遵守され，この分野における基礎研究や臨床研究を促進するためには希少がん診療拠点を各都道府県に置くなど診療を集約することも課題の一つである．実際，イギリスなどで集約化による陰茎がん診療改善効果が示されているようである[28]．

さて，新規薬物治療法の開発のため，陰茎扁平上皮がんの分子病態に関する研究も少しずつ進んでいる．複数の研究で陰茎扁平上皮がんの免疫組織化学にて EGFR 発現上昇が認められているが，実際には抗 EGFR 薬の陰茎がんに対する臨床効果は限定的のようである．その他，陰茎扁平上皮がんの遺伝子プロファイリングで反復して認められるものとして *TP53*，*CDKN2A*，*NOTCH1*，*PIK3CA* の異常が挙げられる．今後，これらの分子異常を標的とした治療法の開発も期待されている．また，陰茎扁平上皮がんの免疫組織化学では 32〜62%に PD-L1 の発現を認めること，tumor mutational burden（TMB）≧10/Mega base を 20%前後に認めることなどから，免疫チェックポイント阻害薬の効果も期待されており，複数の第 1〜2 相試験が進行している．さらに HPV による発がんメカニズムにおいて鍵となる E6，E7 を標的とした養子 T 細胞療法なども研究されている[13]．

おわりに

　HPV 関連腫瘍である子宮頸がんや中咽頭がんにおける基礎研究により，HPV が持続感染した上皮細胞では HPV DNA が宿主染色体へ組み込まれた結果，E6 や E7 が高発現しており，それぞれがん抑制遺伝子産物である p53 と pRB を不活化することなどにより細胞の不死化，形質転換と異常増殖，アポトーシスや分化の抑制，免疫応答の抑制，染色体不安定性の誘導と変異が蓄積されることでがん化が進むと考えられている．また，HPV 感染細胞は pRB が E7 により不活化されているため，CDK 阻害因子である $p16^{INK4a}$ の発現が高いまま増殖が可能であることから，$p16^{INK4a}$ の高発現は E7 の高発現を反映しており子宮頸がんの診断マーカーとなることが示されている[30)~32)]．陰茎がんでは未だ発がん機序に関する基礎研究は不足しているが，HPV 感染関連陰茎扁平上皮がんにおける HPV DNA/$p16^{INK4a}$ 陽性率の高さは，子宮頸がんや中咽頭がんと同様の発がん機序が関係している可能性を示唆している．一方，HPV 非関連扁平上皮がんで認められている低頻度の HPV 感染の意義は不明である．現時点では陰茎扁平上皮がんを HPV 感染に基づいて分類することによる個別の治療法開発にはつながっていない．しかしながら，中咽頭がんや外陰部がんと同様に陰茎がんにおいても HPV 感染関連がんは非関連がんと比較して予後が良好であることが示唆されている[33)]ことから，HPV 感染関連がんと非関連がんの間には生物学的な差異が存在する可能性がある．発がん機序の解明は予防法，診断法，治療法など様々な開発につながるため，陰茎がんの分野でも HPV 感染関連がん，非関連がんそれぞれについての基礎研究が進むことを期待している．

参考文献

1) de Martel, Plummer M, Vignat J, et al：Worldwide burden of cancer attributable to HPV by site, country and HPV type. Int J Cancer, **141**：664-670, 2017.

2) Montes Cardona CE, Garcia-Perdomo HA：Incidence of penile cancer worldwide：systematic review and meta-analysis. Rev Panam Salud Publica, **41**：e117, 2017.

3) 厚生労働省健康局がん・疾病対策課　令和元年全国がん登録罹患数・率報告. https://www.mhlw.go.jp/content/10900000/000942181.pdf

4) Tanaka K, Kandori S, Nitta S, et al：Characteristics of penile cancer in Japan：an analysis of nationwide hospital-based cancer registry data. Int J Urol, **27**：538-542, 2020.

5) Hernandez BY, Barnholtz-Sloan J, German RR, et al：Burden of invasive squamous cell carcinoma of the penis in the United States, 1998-2003. Cancer, **113**：2883-2891, 2008.

6) Favorito LA, Nardi AC, Ronalsa M, et al：Epidemiologic study on penile cancer in Brazil. Int Braz J Urol, **34**：587-591, 2008.

7) Mosconi AM, Roila F, Gatta G, et al：Cancer of the penis. Crit Rev Oncol Hematol, **53**：165-177, 2005.

8) 神波大己，山口隆大，杉山　豊ほか：陰茎癌診療ガイドライン 2021 年版. 日本泌尿器科学会（編）. 医学図書出版, 2021.
　Summary　本邦で初めての陰茎癌診療ガイドライン．疫学，病理，診断，治療，経過観察，QOL の知見を総論としてまとめ，実臨床で重要な 7 つの CQ を検証.

9) Yamaguchi T, Sugiyama Y, Tanaka T, et al：Summary of the clinical practice guidelines for penile cancer 2021 by the Japanese Urological Association. Int J Urol, **29**(8)：780-792, 2022. doi：10.1111/iju.14924.

10) Misra S, Chaturvedi A, Misra NC：Penile carcinoma：a challenge for the developing world. Lancet Oncol, **5**：240-247, 2004.

11) Tseng HF, Morgenstern H, Mack T, et al：Risk factors for penile cancer：results of a population-based case-control study in Los Angeles County(United States). Cancer Causes Control, **12**：267-277, 2001.

12) Larke NL, Thomas SL, Dos Santos Silva I, et al：Male circumcision and penile cancer：a systematic review and meta-analysis. Cancer Causes Control, **22**：1097-1110, 2011.

13) Chahoud J, Kohli M, Spiess PE：Management of advanced penile cancer. Mayo Clin Proc,

96：720-732, 2021.

14）Djajadiningrat RS, Graafland NM, van Werkhoven E, et al：Contemporary management of regional nodes in penile cancer-improvement of survival? J Urol, **191**：68-73, 2014.

15）OlesenTB, Sand FL, Rasmussen CL, et al：Prevalence of human papillomavirus DNA and p16^{INK4a} in penile cancer and penile intraepithelial neoplasia：a systematic review and meta-analysis. Lancet Oncol, **20**：145-158, 2019.
Summary 陰茎がんおよび前がん病変 PeIN における HPV DNA と p16^{INK4a}の検出率をメタ解析した論文.

16）Plummer M, de Martel C, Vignat J, et al：Global burden of cancers attributable to infections in 2012：a synthetic analysis. Lancet Glob Health, **4**：e609-e616, 2016.

17）Saraiya M, Unger ER, Thompson TD, et al：US assessment of HPV types in cancers：implications for current and 9-valent HPV vaccines. J Natl Cancer Inst, **107**：djv086, 2015.

18）Iwasawa A, Kumamoto Y, Fujinaga K：Detection of human papillomavirus types 16 and 18 in penile carcinoma by polymerase chain reaction and in situ hybridization. J Urol, **149**：59-63, 1993.

19）Suzuki H, Sato N, Kodama T, et al：Detection of human papillomavirus DNA and state of p53 gene in Japanese penile cancer. Jpn J Clin Oncol, **24**：1-6, 1994.

20）Yanagawa N, Osakabe M, Hayashi M, et al：Detection of HPV-DNA, p53 alterations, and methylation in penile squamous cell carcinoma in Japanese men. Pathol Int, **58**：477-482, 2008.

21）Senba M, Mori N, Wada A, et al：Human papillomavirus genotypes in penile cancers from Japanese patients and HPV-induced NK-kappa B activation. Oncol Lett, **1**：267-272, 2010.

22）Moch H, Cubilla AL, Humphrey PA, et al：The 2016 WHO classification of tumours of the urinary system and male genital organs-Part A：renal, penile, and testicular tumours. Eur Urol, **70**：93-105, 2016.
Summary 2016 年に改訂された WHO 分類にて初めて HPV 感染による陰茎扁平上皮がん病理分類が採用された.

23）Amin MB, Edge SB, Greene FL, et al：AJCC Cancer Staging Manual, 8th ed. Springer, 2017.

24）Bruni L, Diaz M, Barrioneuvo-Rosas L, et al：Global estimates of human papillomavirus vaccination coverage by region and income level：a pooled analysis. Lancet Glob Health, **4**：e453-e463, 2016.

25）Jit M, Brisson M, Portnoy A, et al：Cost-effectiveness of female human papillomavirus vaccination in 179 countries：a PRIME modelling study. Lancet Glob Health, **2**：e406-e414, 2014.

26）da Costa Nunes JF, Pires S, Chade DC：Human papillomavirus vaccination and prevention of intraepithelial neoplasia and penile cancer：review article. Curr Opin Urol, **30**：208-212, 2020.

27）Harder T, Wichmann O, Klug SJ, et al：Efficacy, effectiveness and safety of vaccination against human papillomavirus in males：a systematic review. BMC Med, **16**：110, 2018.

28）Bandini M, Ahmed M, Basile G, et al：A global approach to improving penile cancer care. Nat Rev Urol, **19**：231-239, 2022.
Summary 陰茎がんの罹患率と研究能力の不均衡を解消し,世界共通の診療体系を構築するためのグローバルアプローチの必要性を説く総説.

29）Canter DJ, Nicholson S, Watkin N, et al：The International Penile Advanced Cancer Trial（InPACT）：rationale and current status. Eur Urol Focus, **5**：706-709, 2019.
Summary 陰茎がんで初となる第 3 相 RCT の試験デザインと現状についての報告.

30）温川恭至, 清野 透：ヒトパピローマウイルスによる発がんの分子機構. ウイルス,**58**：141-154, 2008.

31）飯原久仁子：ヒトパピローマウイルスと子宮頸癌—HPV の分子病理からワクチンまで—. モダンメディア,**53**：115-121, 2007.

32）脇坂尚宏, 吉崎智一：中咽頭癌を考える—HPV 関連中咽頭癌の発癌機構—. 頭頸部外科,**28**：15-19, 2018.

33）Sand FL, Rasmussen CL, Frederiksen MH, et al：Prognostic significance of HPV and p16 status in men diagnosed with penile cancer：a systematic review and meta-analysis. Cancer Epidemiol Biomarkers Prev, **27**：1123-1132, 2018.

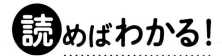
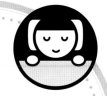

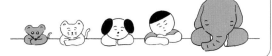
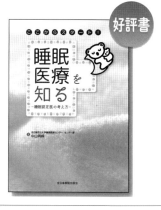

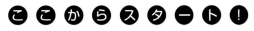
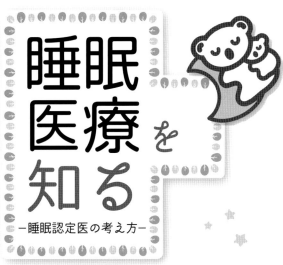

MB ENT, 281：60-68, 2023

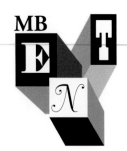

◆特集・ヒトパピローマウイルス(HPV)—ワクチン接種の積極的勧奨にあたり知っておくべき知識—

肛門がんについて(総論)

栗岡勇輔[*1]　佐竹悠良[*2]

Abstract　肛門がんは希少がんであり，本邦での報告数は少ない．肛門がんは HPV 感染とのかかわりが深く，予防に HPV ワクチンの有用性が示唆されている．肛門管扁平上皮がんの治療は，非遠隔転移例では化学放射線療法もしくは局所切除，遠隔転移例では化学療法が選択される．米国では二次治療以降で免疫チェックポイント阻害薬(immune checkpoint inhibitor：ICI)が推奨されているが，本邦では保険収載されていない．今後の治療開発，症例集積が待たれる．

Key words　肛門がん(anal cancer)，HPV(human papillomavirus)，肛門管扁平上皮がん(anal squamous cell carcinoma)，化学放射線療法(chemoradiotherapy)，免疫チェックポイント阻害薬(immune checkpoint inhibitor)

肛門がんの疫学

1．解　剖(図 1)

　肛門(部)がんは，肛門管がんと肛門周囲皮膚がんからなる稀な疾患である．

　肛門管は，解剖学的肛門管と外科的肛門管の 2 つの呼称がある．恥骨直腸筋付着部上縁(肛門柱の上縁を結ぶ線)から肛門周囲の皮膚との境界である肛門縁までを外科的肛門管(surgical anal canal)，歯状線(dentateline)から肛門縁までを解剖学的肛門管(anatomical anal canal)と称する．このうち外科的肛門管が臨床的には肛門管(anal canal)の定義となることが多く，日本の「大腸癌取扱い規約」[1)]上の肛門管の定義も外科的肛門管とされている．

　肛門とはこの肛門管と肛門皮膚を指すことが多い．肛門管の上部は直腸から連続する粘膜，つまり直腸型の腺上皮で覆われ，肛門管の下部は扁平上皮で覆われている．直腸粘膜と扁平上皮の境界部位に歯状線があり，移行帯上皮が存在する．

　発生学的に肛門は内胚葉と外胚葉との境界部でもあり，解剖学的構造の特殊性から肛門がんは腺がん，腺扁平上皮がん，扁平上皮がんさらには類基底細胞がん，肉腫，悪性黒色腫など多彩な組織型を示すとされる．

2．疫　学

　本邦における肛門管の悪性腫瘍は全大腸のおよそ 0.7%[2)]，そのうち腺がんは 7 割程度，扁平上皮がんは 1〜2 割程度[3)]であるとされ，この 2 つが大部分を占める．このうち腺がんは肛門管直腸由来の直腸型腺がんと，肛門腺由来の肛門腺がんが含まれているが，直腸型腺がんが肛門がん全体のおよそ 5 割と多くを占めている．一方，国際的には直腸型腺がんは直腸がんと分類されることもあるが，欧米での肛門管がんの多くは扁平上皮がんとされている．

　肛門がんでは，主訴が，疼痛・出血などのいわゆる痔症状を呈することではじめて発見されることが多く，確定診断が遅れることが多いことから，肛門診察時に必ず悪性腫瘍の可能性を念頭に置いて診療を行う必要がある．その際，視診と触診は重要であるとされるが，実際には初期の状態

[*1] Kurioka Yusuke，〒 783-8505 高知県南国市岡豊町小蓮　高知大学医学部腫瘍内科学，特任助教
[*2] Satake Hironaga，同，教授

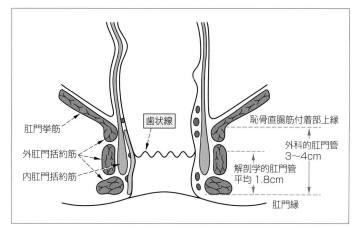

図 1.
肛門の解剖

図中ラベル：肛門挙筋／外肛門括約筋／内肛門括約筋／歯状線／恥骨直腸筋付着部上縁／外科的肛門管 3〜4cm／解剖学的肛門管 平均 1.8cm／肛門縁

表 1. 肛門がんの病期

0 期	Tis N0 M0		TX	原発巣の評価が不可能 T0 原発巣を認めない
Ⅰ 期	T1 N0 M0		Tis	上皮内がん
Ⅱ 期	T2 N0 M0		T1	最大径が 2 cm 以下の腫瘍
	T3 N0 M0		T2	最大径が 2 cm を超えるが 5 cm 以下の腫瘍
ⅢA 期	T1 N1 M0		T3	最大径が 5 cm を超える腫瘍
	T2 N1 M0			
	T3 N1 M0		T4	大きさにかかわらず，周辺臓器(例，膣，尿道，膀胱)に浸潤する
	T4 N0 M0			
ⅢB 期	T4 N1 M0		NX	所属リンパ節の評価が不可能
	anyT N2 M0		N0	所属リンパ節に転移なし
	anyT N3 M0		N1	傍直腸リンパ節に転移あり
Ⅳ 期	anyT anyN M1		N2	片側の内腸骨リンパ節および／または鼠径リンパ節に転移あり N3 傍直腸リンパ節と鼠径リンパ節に転移ありおよび／または両側の内腸骨リンパ節および／または鼠径リンパ節に転移あり
			MX	遠隔転移の評価が不可能
			M0	遠隔転移なし
			M1	遠隔転移あり

（UICC-TNM 分類 第 8 版より）

での発見は非常に困難である．視診では肛門周囲皮膚を観察し，色調の変化や発赤・びらん・腫脹の有無を確認する．触診は，硬結，腫脹，索状物などの有無などを確認する．CT や MRI などの画像診断は進行がんの発育進展の確認には有用であるが，肛門部初期がんを診断できる可能性は必ずしも高くない．肛門鏡や直腸鏡は，前処置なく外来で実施できる簡便な検査であり，肛門縁から直腸下部の病変に対して有用であるが，確定診断には内視鏡生検や穿刺細胞診による病理組織学的検査が一般的に必要である．海外では HRA(high-resolution anoscopy：高解像度肛門鏡検査)がスクリーニングに有用とする報告もある[4]．しかし，

本邦では未だ一般的ではない．

3．予後規定因子とステージング(表 1)

肛門がんの予後には，原発腫瘍の大きさとリンパ節転移の有無が関係する．

1999〜2006 年までの米国の SEER(Surveillance Epidemiology and End Results)のデータベースによれば，肛門がんの 50% は診断時点で限局しており，それらの患者における 5 年生存率は 80% であった．診断時に所属リンパ節転移が認められた肛門がん患者は全体の約 29% であり，それらの患者における 5 年生存率は 60% であった．診断時に遠隔転移を認めた患者の割合は 12% で，その 5 年生存率は 30.5% であった．また，最近のデータか

ら，肛門がん患者では HPV および／または p16 陽性が全生存率(OS)改善の予後因子であることが示唆されている．143 個の腫瘍検体を調査したレトロスペクティブ研究[5]において，p16 陽性は OS に関する独立した予後因子であった(HR 0.07，95%CI：0.01-0.61，$P=0.016$)．95 例の患者を対象とした別の研究でも同様の結果であった．

HPV と肛門がん

1．HPV と肛門がん

肛門がんは，ヒトパピローマウイルス(HPV)感染(肛門性器疣贅)，肛門性交歴や性感染症歴，子宮頸がん，外陰がん，または腟がんの既往，固形臓器移植後や HIV 感染後の免疫抑制，血液悪性腫瘍，自己免疫疾患ならびに喫煙が危険因子とされている[6]．

肛門がんと高リスク型 HPV(例，HPV16 型，18 型)の持続感染との関連は特に強いとされ，デンマークおよびスウェーデンの 60 カ所を上回る多施設研究[7]では，高リスク型 HPV の DNA が肛門がんの 84%に検出され，このうち 73%には HPV16 型が検出されたことが示された．一方，直腸がんではいずれの標本でも高リスク型 HPV は検出されなかった．

HPV は，移行帯上皮から侵入するとされ，発がん過程の開始は，ウイルスによって産生される E6 および E7 タンパク質によるものである．これらが，2 つのがん抑制因子である p53 とレチノブラストーマ蛋白質(pRb)の機能を不活性化させ，その結果，修復機構が停止し腫瘍の進行を促進するとされている．

また，免疫抑制薬の使用や HIV 感染による免疫系の抑制は，肛門の持続的な HPV 感染を促進する可能性が高く，HIV 感染者は，一般集団と比較して肛門がんと診断される可能性が約 15～35 倍高いことが示されている[6]．

2．HPV 感染と AIN(anal intraepithelial neoplasia：肛門管上皮内腫瘍)

高リスク型 HPV 感染が肛門管上皮内腫瘍(anal intraepithelial neoplasia：AIN)発症に強く関与していることがわかっている．AIN は肛門移行帯上皮およびその周囲から発生し得る．分類として，AIN 1；上皮の 1/3 以内に限局，AIN 2；上皮の 2/3 以内に限局，AIN 3；上皮の 2/3 以上～全層が異型細胞に置換された状態を指し，AIN 2, 3 が高度 AIN とされる．高度 AIN は肛門がんの前がん病変である場合があり，高度 AIN に対する治療により肛門がんの発生を予防できる可能性があるが，一方で，AIN からがんへの進行率は非常に低いと示唆する報告もある．AIN のスクリーニングを行うことが肛門がんの発生率と死亡率の低減に寄与するかどうかについてはランダム化比較試験による強いエビデンスがまだ得られていない．しかし，子宮頸がんの早期発見と治療の経験から潜在的な有益性は高いと考えられており，複数のグループが AIN 治療ガイドラインを策定している．

一方，肛門がん予防の観点から，高度 AIN に対する治療が有効かどうかを検討する大規模ランダム化第Ⅲ相試験[8]が施行された．高度 AIN を有する HIV 陽性患者を対象に，AIN に対する外用または焼灼療法を行う治療群と，積極的なモニタリング群(無治療経過観察群)に 1：1 に無作為に割り付けられた(N＝4,459)．主要評価項目は肛門がん発症までの時間で，4,446 人(99.7%)が解析された．追跡期間中央値 25.8 か月で，治療群 9 例(10 万人年当たり 173 例，95%CI：90-332)，積極的モニタリング群 21 例(10 万人年当たり 402 例，95%CI：262-616)において肛門がん発症を認め，肛門がんへの進行率は，治療群では積極的モニタリング群よりも 57%低かったとされており(95%CI：6-80；対数順位検定で $P=0.03$)，高度 AIN の治療が肛門がんの予防に寄与する可能性が示唆された．

3．HPV ワクチンと肛門がん

HPV 感染の予防接種 4 価 HPV ワクチンは，子宮頸部での HPV6 型，11 型，16 型，18 型の持続感染および関連した高度子宮頸部上皮内腫瘍の予防，また若年男性における関連した生殖器病変の

予防にも有効である．同ワクチンは肛門部での持続感染予防にも効果は示されており[9]，大規模二重盲検ランダム化比較試験として実施された研究[10]では，男性間性交渉者を対象として，HPV 6型，11型，16型，18型への感染に関連するAINおよび肛門がんの予防に関して，同ワクチンの有効性が評価された．この研究では，16〜26歳の健康な男性間性交渉者602人がランダムにワクチン投与群とプラセボ群に割り付けられた．どちらの群でも3年間の追跡期間中に肛門がんの発生は認められなかったが，高度AINがワクチン群で5例，プラセボ群で24例確認され，77.5%の有効性が観察された（95%CI：39.6-93.3）．高度AINについては肛門がんに進行し得ることから男性間性交渉者への4価HPVワクチンの使用によって同集団における肛門がんリスクを低減できることを示唆したという報告であった．現在では，HPV6型，11型，16型，18型，31型，33型，45型，52型，58型に有効な9価HPVワクチンも使用可能となっている．本邦では4価HPVワクチン「組換え沈降4価ヒトパピローマウイルス様粒子ワクチン（製品名：ガーダシル®）」が，肛門がんと男性での尖圭コンジローマ予防の適応追加で承認されている．

肛門がんの治療（図2，3）

各組織型に応じて治療が選択されることが多い．

1．腺がん
直腸がんに準じて治療が行われる．

2．扁平上皮がん
NCCNガイドライン[6]に準じて治療されることが多い．

1）肛門辺縁の局所がん
T1N0高分化・中分化がんもしくは肛門括約筋を含まないT2N0がんの一部については局所切除が施行される．十分なマージンが取れなかった場合は再切除がもっとも望まれるが，局所照射や化学放射線療法も検討される．

2）局所進行例（非遠隔転移例）
間接的な比較で手術と化学放射線療法の成績が同程度であり，外科的切除では，永久人工肛門の造設が必須となるため，化学放射線療法の感受性が高い肛門管扁平上皮がんに対しては，肛門を温存できる化学放射線療法が標準治療として確立している．また，化学放射線療法後に残存病変がある場合は，外科的切除が検討される．

5-FU＋MMC（5-フルオロウラシル＋マイトマイシンC）療法と5-FU＋CDDP（5-フルオロウラシル＋シスプラチン）療法を比較したランダム化比較試験であるRTOG98-11試験[11]において，Grade 3以上の有害事象プロファイルはほぼ同等であったが，5年DFS（disease free survival：無病生存率）と5年生存率において有意に良好であったことから，併用化学療法は5-FU＋MMC療法が標準治療となっている．

以下，結果を表2に示す．

一方，化学放射線療法においてMMCと5-FUを併用した場合は有害事象が強く出現することがあり注意が必要である．一般的には急性有害事象として骨髄抑制や皮膚炎，粘膜炎，晩期有害事象として会陰部の線維化，肛門の潰瘍や狭窄，慢性皮膚炎，放射線腸炎，性機能低下などを考慮する必要がある[12]．肛門管扁平上皮がんに対する初期治療における上記のCRTによって28.2%の患者で中断する必要があったという報告[13]や，肛門管扁平上皮がんに対するCRTにおけるGrade 4/5の有害事象の発生頻度は7〜23%であったとする報告もある[14]．

本邦においては上記CRTの安全性に対する報告は少なく，欧米の投与量をそのまま適用すると投与量が多くなる可能性が高く，急性有害事象がより重篤化する可能性がある．そのため，腎機能障害，PS（performance status）不良例，高齢者など高リスク症例に対しては慎重な適応の判断が必要となる．現在，5-FUの投与量を減量した5-FU＋MMC同時併用化学放射線療法の臨床第II相試験（jRCTs041180053）が日本放射線腫瘍学研

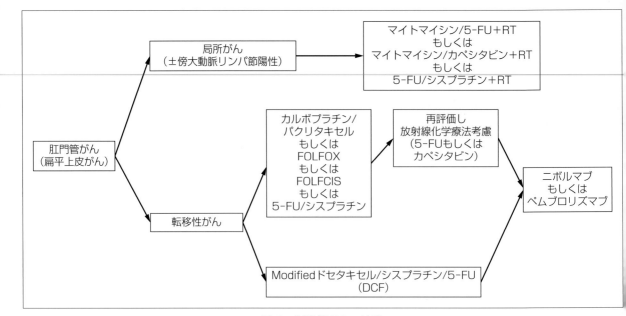

図 2. 肛門管がんの治療
（NCCN ガイドラインより筆者が日本語訳し一部抜粋し作成）

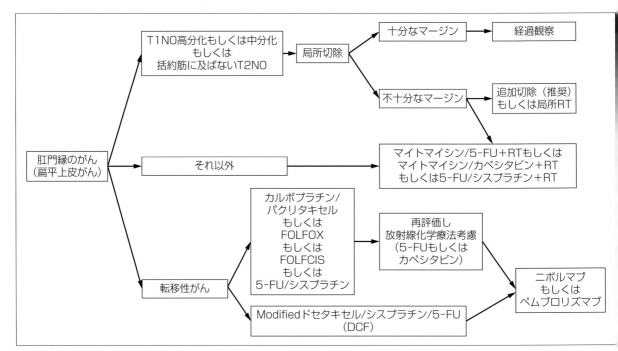

図 3. 肛門縁のがんの治療
（NCCN ガイドラインより筆者が日本語訳し一部抜粋し作成）

究機構（JROSG）において進行中である.

NCCN ガイドラインではカペシタビン＋ MMC＋RT 療法の記載もある.

＜5-FU＋MMC＋RT 療法＞

MMC 10 mg/m^2・静注・day 1, 29

5-FU 1,000 mg/m^2・24 時間持続静注・day 1～ 4, 29～32

RT 1.8 Gy/day・週 5 日および追加照射 3 回, 計 33 回, 総線量 59.4 Gy

表 2. RTOG98-11 試験の結果

	5-FU+MMC （325 例）	5-FU+CDDP （324 例）	P 値	HR
5 年無病生存率 （95％CI）	67.8％ （62.3〜72.6）	57.8％ （52.1〜63）	0.006	1.39
5 年生存率	78.3％ （73.2〜82.5）	70.7％ （65.2〜75.4）	0.026	1.37
5 年人工肛門 非造設率	71.9％ （66.5〜76.5）	65％ （59.4〜70）	0.05	1.29
5 年局所再発率	20％ （15.6〜24.4）	26.4％ （21.5〜31.3）	0.087	1.33
5 年遠隔転移 再発率	13.1％ （9.3〜16.8）	18.1％ （13.8〜22.4）	0.12	1.37

表 3. InterAAct 試験の結果

	5-FU+ CDDP	CBDCA+ PTX	P 値
奏効率 （主要評価項目）	57％ （95％CI： 39.4-73.7）	59％ （95％CI： 42.1-74.4）	
重篤な有害事象	62％	36％	P＝0.016
無増悪生存期間 中央値	5.7 か月 （95％CI： 3.3-9.0）	8.1 か月 （95％CI： 6.6-8.8）	
全生存期間 中央値	12.3 か月 （95％CI： 9.2-17.7）	20 か月 （95％CI： 12.7-未到達）	P＝0.014

＜5-FU＋CDDP＋RT 療法＞

CDDP 75 mg/m^2・静注・day 1

5-FU 1,000 mg/m^2・24 時間持続静注・day 1〜4・4 週毎

RT 1.8 Gy/day・週 5 日・および追加照射 3 回，計 33 回，総線量 59.4 Gy

3）遠隔転移，再発例

① 初回治療

延命目的とした化学療法を行うが，予後は不良である．

骨盤外の好発転移部位として，肝臓，肺，骨盤外リンパ節が挙げられる．骨盤外転移は肛門がん患者の 10〜20％で認められる．

従来一次治療として 5-FU＋CDDP 療法が行われていたが，国際多施設共同第 II 相試験である InterAAct 試験[15]の結果から一次治療として CBDCA＋PTX（カルボプラチン＋パクリタキセル）療法が NCCN ガイドライン[6]で推奨されている．

この試験では，前治療歴のない，切除不能，局所再発または転移性の肛門扁平上皮がん患者 91 人が CBDCA＋PTX または 5-FU＋CDDP に無作為に割り付けられた．主要評価項目である奏効率は同等であったが，重篤な有害事象は，5-FU＋CDDP 群（62％）において CBDCA＋PTX 群（36％）に比べて多く認められた（P＝0.016）．結果を表 3 に示す．

他に 5-FU＋CDDP 療法，mFOLFOX6（フルオロウラシル＋ロイコボリン＋オキサリプラチン）療法，Modified DCF（ドセタキセル＋シスプラチン＋フルオロウラシル）療法，FOLFCIS 療法が NCCN ガイドライン[6]で推奨されている．

＜CBDCA＋PTX 療法＞

CBDCA AUC＝5・静注・day 1

PTX 175 mg/m^2・静注・day 1・3 週毎

もしくは PTX 80 mg/m^2・静注・day 1,8,15・4 週毎

＜5-FU＋CDDP 療法＞

CDDP 60 mg/m^2・静注・day 1

5-FU 1,000 mg/m^2・24 時間持続静注・day 1〜4・3 週毎

＜mFOLFOX6 療法＞

オキサリプラチン 85 mg/m^2・静注・day 1

ロイコボリン 400 mg/m^2・静注・day 1

5-FU 400 mg/m^2・急速静注・day 1, 2,400 mg/m^2・48 時間持続静注・2 週毎

＜Modified DCF 療法＞

ドセタキセル 40 mg/m^2・静注・day 1

CDDP 40 mg/m^2・静注・day 1

5-FU 400 mg/m^2・急速静注・day 1, 2,400 mg/m^2・48 時間持続静注・2 週毎

＜FOLFCIS 療法＞

CDDP 40 mg/m^2・静注・day 1

ロイコボリン 400 mg/m^2・静注・day 1

5-FU 400 mg/m^2・急速静注・day 1, 2,400 mg/m^2・48 時間持続静注・2 週毎

② 二次治療以降

NCCN ガイドライン[6]では二次治療として免疫チェックポイント阻害薬（ニボルマブ，ペムブロリズマブ）が推奨されているが，本邦では肛門が

んに対して適応承認は得られていない．免疫チェックポイント阻害薬の詳細は後述する．

二次治療以降の標準治療はなく，マイクロサテライト不安定性（microsatellite instability：MSI）検査や包括的ゲノムプロファイリング（comprehensive genome profiling：CGP）検査などが考慮される．

今後の治療開発

1．免疫療法と肛門がん

ペムブロリズマブは，マイクロサテライト不安定性またはミスマッチ修復欠損（MSI/dMMR）がんの治療薬であるが，肛門管がんがMSI/dMMRであることは稀である．しかし，マイクロサテライト安定型（microsatellite stable：MSS）であるにもかかわらず，PD-L1の高発現および／または腫瘍変異負荷（tumor mutational burden：TMB）が高い傾向（肛門がん76例の41％）から，免疫チェックポイント阻害薬に対する感受性を認める可能性が報告されている[16]．

肛門がんでHPV感染が深く関係していることは前述の通りであるが，頭頸部など他のHPV関連扁平上皮がんは，免疫療法に有意な奏効率を示すことが知られている．たとえば，ペムブロリズマブ単剤の安全性と有効性を評価した第Ⅰb相KEYNOTE-012試験のうち再発または転移性頭頸部扁平上皮がんに対するコホートでは，奏効率は18％であった[17]．さらに，これらの奏効の持続期間は長く，85％が6か月以上持続する傾向にあった．これらのことからも，免疫チェックポイント阻害薬は，肛門管がんに対する有望な治療選択肢であると考えられ，第Ⅰb相KEYNOTE-028試験が施行された．PD-L1発現率が1％以上の既治療肛門がん患者25人（うち24人は扁平上皮がん）に対してペムブロリズマブを投与する単群試験であった．ORRは17％で，PFSとOSの中央値はそれぞれ3.0か月と9.3か月であった[18]．前治療歴のある転移性肛門管扁平上皮がんを対象とした単群第Ⅱ相試験でニボルマブは24％の奏効率が得られており[19]，NCCNガイドラインでは，二次治療以降で免疫チェックポイント阻害薬の使用が推奨されている．また，前治療歴のある転移性患者に対する，ニボルマブにイピリムマブを上乗せすることの有効性を検討する多施設共同第Ⅱ相試験が進行中である．

前述のInterAAct試験を発展させ，一次治療での免疫チェックポイント阻害薬の使用を評価する2つの試験が進行中である．CBDCA＋PTXに対する，ニボルマブ上乗せの有効性を検証する無作為化第Ⅲ相試験であるEA2176試験（NCT02178241）および未治療転移性肛門扁平上皮がんを対象に，CBDCA＋PTXに抗PD-1抗体であるレチファンリマブの上乗せの有効性を検証する無作為化第Ⅲ相試験（NCT04472429）であるPOD1UM 303/InterAAct 2試験の2つである．また，EA2165試験は，高リスク（T3N0M0およびStage Ⅲ）の肛門管扁平上皮がん患者を対象に，根治的化学放射線療法終了後にadjuvantとしてのニボルマブの有効性を検討する第Ⅱ相試験（NCT03233711）も進行中である．

2．HPV感染と肛門がん

HPV感染と肛門がんの関係性からの創薬も検討されている．

HPV感染の患者すべてが最終的に悪性腫瘍を発症するわけではないが，トランスフォーミング増殖因子β（TGFβ）シグナルがHPV感染後のがん形成に有意に関連する経路として同定されており[20]，肛門管がんを含むHPV関連悪性腫瘍を対象に，M7824を用いた2つの臨床試験がNCI（national cancer institute）で実施されている．M7824は，PD-L1に対するモノクローナル抗体とヒトTGFβ受容体2の細胞外ドメインが結合した融合タンパク質で，PD-1/PD-L1が介在する免疫抑制とTGFβシグナルの両方を効果的に中和することができると考えられる．ある研究では，M7824単剤での安全性と有効性（NCT03427411），別の研究では，HPVワクチンとM7824の上乗せの有無による有効性（NCT04432597）が検討され

ている．また，MD アンダーソンの第Ⅱ相試験（NCT03439085）では，転移性 HPV 関連悪性腫瘍患者を対象に，インターロイキン12をコードする DNA プラスミドからなる治療用 HPV ワクチン（INO-3112）の試験が行われている．このワクチンと PD-1 を標的とする免疫チェックポイント阻害薬であるデュルバルマブとの併用も検討されている．

3．その他の創薬

肛門がんの90％以上において，EGFR（epidermal growth factor receptor）の発現増加がみられていることなどから EGFR に対するターゲット治療は期待され，セツキシマブを用いた化学放射線療法などの臨床試験がなされたが，有害事象によりいずれもが失敗に終わっており[21]，他の治療標的が創薬として期待されている．

肛門がんにおいて，PI3K/AKT/mTOR（phosphatidylinositol 4,5-bisphosphate 3-kinase/protein kinase B/mammalian target of rapamycin）シグナル伝達軸の体細胞変異が多く確認されている．前臨床研究の結果からも治療において PI3K/AKT/mTOR シグナル阻害が有望であることが示されている[21]．

昨今のゲノムプロファイリング検査により，新たな治療戦略のターゲットとなる可能性として RAS シグナル伝達と DNA 修復が浮上している[22]．前者は KRAS（4.3％）および NRAS（1.4％）の活性化変異または NF-1（4.3％）の非活性化変異を伴う．さらに，DNA 修復にかかわる変異が肛門管扁平上皮がん症例の約10％に認められる．もっとも一般的な変異は ATM（5.7％），BRCA2（2.9％）および BRCA1（1.4％）であり，PARP 阻害薬の治療効果が期待されている．Alliance A091101 試験では，局所進行頭頸部扁平上皮がんを対象に，CBDCA＋PTX 療法に PARP 阻害薬であるベリパリブを増感剤として追加することが検討されている．第Ⅰ相試験の結果で忍容性が示され[22]，第Ⅱ相試験が進行中である．

また，様々な成長因子受容体に変異があり，FGFR2（4.3％），FGFR1（2.9％），ERBB2（2.9％）および EGFR（1.4％）などの変異も少数に認められており，それぞれターゲットとなる可能性がある．また，がん増殖にかかわる EZH2（enhancer of zeste homolog 2）に対する阻害薬も肛門がんに対する治療戦略として期待されている．

まとめ

肛門がんは希少がんであり標準治療として局所切除，化学放射線療法，化学療法が選択肢として挙げられる．

肛門がんには HPV 感染が深く関与しており，AIN の発症予防などワクチンの有用性を示唆する報告もあり，近年の治療開発のターゲットともなっている．その他にも免疫チェックポイント阻害薬などの有用性が示唆されており治療開発がなされている．

標準治療は確立されているものの本邦では治療選択肢が少ない現状であり，さらなる症例集積と，今後の治療開発が望まれる．

参考文献

1) 大腸癌研究会（編）：大腸癌取り扱い規約．第9版．金原出版，2018.
2) 厚生労働省：全国がん登録罹患数・率報告，2019.
3) 鮫島伸一：肛門部上皮性悪性腫瘍と悪性黒色腫の診断・治療について─外科の立場から─．日本大腸肛門病会誌，**61**：987-993, 2008.
4) McGovern J, Fuller C, Burris K：Anal cancer screening and prevention：a review for dermatologists. J Eur Acad Dermatol Venereol, **35**(8)：1622-1627, 2021.
5) Serup-Hansen E, Linnemann D, Skovrider-Ruminski W, et al：Human papillomavirus genotyping and p16 expression as prognostic factors for patients with American Joint Committee on Cancer stages Ⅰ to Ⅲ carcinoma of the anal canal. J Clin Oncol, **32**：1812-1817, 2014.
6) NCCN Clinical Practice Guidelines in Oncology（NCCN Guidelines®）Anal Carcinoma Version 2.2022- September 2, 2022.
7) Frisch M, Glimelius B, van den Brule AJ, et al：Sexually transmitted infection as a cause of

8）Palefsky JM, Lee JY, Jay N, et al：Treatment of Anal High-Grade Squamous Intraepithelial Lesions to Prevent Anal Cancer. N Engl J Med, **386**（24）：2273-2282, 2022.

9）Zhang J, Qin Z, Lou C, et al：The efficacy of vaccination to prevent human papilloma viruses infection at anal and oral：a systematic review and meta-analysis. Public Health, **196**：165-171, 2021.

10）Giuliano AR, Palefsky JM, Goldstone S, et al：Efficacy of quadrivalent HPV vaccine against HPV Infection and disease in males. N Engl J Med, **364**（5）：401-411, 2011.

11）Gunderson LL, Winter KA, Ajani JA, et al：Long-term update of US GI intergroup RTOG 98-11 phase Ⅲ trial for anal carcinoma：survival, relapse, and colostomy failure with concurrent chemoradiation involving fluorouracil/mitomycin versus fluorouracil/cisplatin. J Clin Oncol, **30**（35）：4344-4351, 2012.
Summary 根治的化学放射線療法において5-FU＋MMC＋RT が標準治療とみなされた根拠となった.

12）Epidermoid anal cancer：results from the UKCCCR randomised trial of radiotherapy alone versus radiotherapy, 5-fluorouracil, and mitomycin. UKCCCR Anal Cancer Trial Working Party. UK Co-ordinating Committee on Cancer Research. Lancet, **348**（9034）：1049-1054, 1996.

13）Northover J, Glynne-Jones R, Sebag-Montefiore D, et al：Chemoradiation for the treatment of epidermoid anal cancer：13-year follow-up of the first randomised UKCCCR Anal Cancer Trial（ACT I）. Br J Cancer, **102**（7）：1123-1128, 2010.

14）Roohipour R, Patil S, Goodman KA, et al：Squamous-cell carcinoma of the anal canal：predictors of treatment outcome. Dis Colon Rectum, **51**（2）：147-153, 2008.

15）Rao S, Sclafani F, Eng C, et al：International Rare Cancers Initiative Multicenter Randomized Phase Ⅱ Trial of Cisplatin and Fluorouracil Versus Carboplatin and Paclitaxel in Advanced Anal Cancer：InterAAct. J Clin Oncol, **38**（22）：2510-2518, 2020.

16）Salem ME, Puccini A, Grothey A, et al：Landscape of Tumor Mutation Load, Mismatch Repair Deficiency, and PD-L1 Expression in a Large Patient Cohort of Gastrointestinal Cancers. Mol Cancer Res, **16**（5）：805-812, 2018.
Summary 14 の異なる消化器がん部位からの4,125 例における TML，dMMR，PD-L1 発現を定量化し考察した研究である.

17）Mehra R, Seiwert TY, Gupta S, et al：Efficacy and safety of pembrolizumab in recurrent/metastatic head and neck squamous cell carcinoma：pooled analyses after long-term follow-up in KEYNOTE-012. Br J Cancer, **119**（2）：153-159, 2018.

18）Ott PA, Piha-Paul SA, Munster P, et al：Safety and antitumor activity of the anti-PD-1 antibody pembrolizumab in patients with recurrent carcinoma of the anal canal. Ann Oncol, **28**（5）：1036-1041, 2017.

19）Morris VK, Salem ME, Nimeiri H, et al：Nivolumab for previously treated unresectable metastatic anal cancer（NCI9673）：a multicentre, single-arm, phase 2 study. Lancet Oncol, **18**（4）：446-453, 2017.

20）Levovitz C, Chen D, Ivansson E, et al：TGFβ receptor 1：an immune susceptibility gene in HPV-associated cancer. Cancer Rs, **74**（23）：6833-6844, 2014.
Summary 免疫関連遺伝子の遺伝子変異が中咽頭がんや他の HPV 関連がんに関係しているかどうかを，頭頸部がんゲノムワイド関連解析（GWAS）の中咽頭がんデータを用い検討した.

21）Carr RM, Jin Z, Hubbard J：Research on Anal Squamous Cell Carcinoma：Systemic Therapy Strategies for Anal Cancer. Cancers（Basel），**13**（9）：2180, 2021.
Summary 肛門がんの治療における全身治療の歴史と発展について述べた review である.

22）Chung JH, Sanford E, Johnson A, et al：Comprehensive genomic profiling of anal squamous cell carcinoma reveals distinct genomically defined classes. Ann Oncol, **27**（7）：1336-1341, 2016.

MB ENT, 281：69-75, 2023

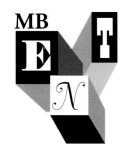

◆特集・ヒトパピローマウイルス(HPV)—ワクチン接種の積極的勧奨にあたり知っておくべき知識—

HPV 陽性中咽頭がんと子宮頸がんにおける発がんや疫学の類似点・相違点

山﨑知子*

Abstract 近年，世界的に HPV 関連中咽頭がん患者の増加が著しい．また，本邦においては，子宮頸がん罹患数，死亡数ともに増加傾向である．どちらの疾患もハイリスク HPV の持続感染が原因であるが，子宮頸がんに比較して，HPV 関連中咽頭がんで潜伏期間が長く，HPV の型特異性が高い．また，HPV 関連中咽頭がん発症には喫煙との関連もあるとされる．

頭頸部で，なぜ中咽頭部分に HPV が感染し，がんが発症するかの分子病理学はいまだ不明確ではあるが，HPV が扁桃の陰窩の粘膜層から基底細胞に侵入しやすいためと考えられている．

異形成から子宮頸がんへの進行は，HPV-DNA の宿主細胞への組み込み(integration)と密接に関連しているとされ，8q24.21 への integration が多いが，HPV 関連中咽頭がんでは特定の遺伝子領域での integration は認められていない．しかし，integration が認められる部分では，宿主ゲノムの不安定性が生じることで，周辺遺伝子の機能異常を経て，発がんに至るとされる．TCGA の報告では，両者とも APOBEC の変異がみられることが示されており，今後のさらなる解析が待たれる．

Key words HPV 感染症(HPV(human papilloma virus)infection)，HPV 関連中咽頭がん(HPV related oropharyngeal cancer)，子宮頸がん(cervical cancer)，遺伝子変異(genomic alternation)

はじめに

HPV(human papilloma virus)感染症は，人類の公衆衛生上の大きな問題である．全がんの 5%は HPV 感染症が原因であり[1]，世界において，毎年 60 万人弱の女性と 6 万人の男性が HPV 関連がんを発症している[2]．

頭頸部がんにおいては，上咽頭がんにおける Epstein-Barr virus(EBV)同様，HPV も国際がん研究機関(International Agency for Research on Cancer：IARC)ではハイリスクと位置づけられている．HPV を発がん性により Group 1〜4 に分類しており，発がん高リスクの Group 1/2A には，HPV 16，18，31，33，35，39，45，51，52，56，58，59，68 型の計 13 種類が分類されている[3]．

近年，HPV 関連中咽頭がんの患者増加が世界的にも著しい．本邦での HPV 感染と中咽頭がんに関する多施設共同研究では，約半数の HPV 感染率を認め，その中でも高リスク型である HPV16 が 90%を占めることが報告されている[4]．

HPV 関連中咽頭がんと子宮頸がんとの違い

両者の疫学，組織，感染経路などについて表 1 にまとめる．

1．HPV の感染経路とがんの進展

HPV は二本鎖 DNA 腫瘍ウイルスであり，HPV は基底上皮細胞に感染するが，感染のみではウイルス血症は起こらず，宿主の細胞死を誘導しないため炎症反応が起きないとされる．ウイルスの 90%は 2 年以内に自然に排除されるが，身体の免

＊ Yamazaki Tomoko，〒350-1298 埼玉県日高市山根 1397-1　埼玉医科大学国際医療センター頭頸部腫瘍科，教授

表 1. 中咽頭がんと子宮頸がんとの違い

	HPV 陽性中咽頭がん	子宮頸がん
男女比	男性に多い(HPV 関連中咽頭がんに比較すると女性の発症も多い)	すべて女性
好発年齢	40 代以降で好発(HPV 陰性中咽頭がんと比較して若い)	30 代より増加するが,20 代からの発症もある
特徴	HPV 陰性中咽頭がんと比較して,たばこ,酒の曝露は少ないとされる.中咽頭がん全体の 50〜80%を占める	HPV 感染は全体の 95%
好発地域	先進国に多い(米国,西ヨーロッパ,日本など)	発展途上国に多いとされる.先進国では日本での罹患数が増加している
世界全体での罹患数	年間 85,000 人	年間 60 万人が新規に診断され,34 万人以上が死亡(WHO の報告より)
日本での罹患数	2019 年 1,113 人(増加)	2019 年 10,879 人(増加)
日本での死亡数	HPV 陽性中咽頭がんに特化したデータなし	2020 年 2,887 人
HPV の型	HPV16 が 95% HPV18 が 3% 他 33,35,58 子宮頸がんと比較して型特異性が高い	HPV16,18 が全体の 70%
原因	ハイリスク HPV の持続感染,オーラルセックスの増加.加えて,酒とたばこが関連している	ハイリスク HPV の持続感染
予防ワクチン	あり(FDA ではすでに承認されている) ※口腔内感染を抑えることは複数の研究で示されている	あり(本邦でもすでに承認)
治療ワクチン	開発中	開発中
好発部位	口蓋扁桃,舌根	子宮頸部の扁平上皮-円柱上皮
組織	扁平上皮がん	扁平上皮がん 70%,腺がん 25%
前がん病変	なし	あり
症状	進行がんでは頸部リンパ節腫脹など	ほとんど無症候性.進行がんになると出血や帯下など症状あり
検診制度	なし	あり(20 歳以上より 2 年に 1 回)
潜伏期間	10 年〜数十年.子宮頸がんより潜伏期間が長いとされる	90%以上が 2 年以内に消失するとされる.数十年にわたり,がんに進む可能性
HPV 感染後のフォローアップストラテジー	確立していない	確立している

疫機構の低下などで排除できず持続感染することで形質転化を起こし,数年〜数十年かけて発がんにつながる[5)6)].

1)子宮頸がん

子宮頸がんの最大のリスクファクターはハイリスク HPV の持続感染である[7)].HPV は子宮頸部の扁平上皮-円柱上皮に感染しやすいとされ,子宮頸がんでは HPV はほぼ全例で検出される[8)].

軽度異型性病変(CIN1)は通常自然に退行することが多い.しかし,一部が中等度異形成(CIN2)/高度異形成(CIN3)に進行し,微小浸潤扁平上皮がん,浸潤がんと段階的に進展することが

わかっている.子宮頸がんへの進行は,HPV-DNA の宿主細胞への組み込み(integration)と密接に関連しているとされ,8q24.21 への integration が多いと報告されている[9)].

2)HPV 関連中咽頭がん

翻って,頭頸部がんにおける HPV は,1980 年代に HPV16 が口腔がん組織より検出された報告をはじめとし[10)],2000 年には中咽頭がんへの HPV 感染の関与が明確であると報告された[11)].HPV 関連中咽頭がんのほとんどは,口蓋扁桃をはじめとした側壁(全体の約 75%)と舌根を含む前壁(約 20%)に生じ,亜部位特異性が高い.

感染経路であるが，HPV が扁桃の陰窩の粘膜層から基底細胞に侵入する．上皮が薄いため，HPV 感染に理想的な場所とされ，他の微生物による重複感染によって，HPV 感染が促進される可能性も示唆されている．子宮頸がん同様，1〜2年で HPV は自然排除されるが，10 年以上の持続感染ののち，一部で発がんする[12][13]．なお潜伏期間は，子宮頸がんより長いとされる．

HPV による頭頸部領域での発がんでは，粘膜上皮細胞の過形成や異形成が浸潤がんの発生に先行するとされるが，子宮頸がんのように前がん病変からの発がん機構は明らかにはなっていない[14]．

加えて，頭頸部で，なぜ中咽頭部分に感染し，がんが発症するかの分子病理学はいまだ不明確である．仮説として，好発部位である口蓋扁桃，舌扁桃周囲にはリンパ節が豊富であり，そのリンパ節よりサイトカインの放出が増加し，HPV 感染による発がんに影響を与える可能性があること，組織学的に中咽頭には，子宮頸部と似ている移行上皮があり，容易に基底細胞にアクセスができるためなどが挙げられる[15]．

HPV 関連中咽頭がんは子宮頸がんと異なり，特定の遺伝子領域での integration は認められていない．しかし，integration が認められる部分では，宿主ゲノムの不安定性が生じるため，周辺遺伝子の機能異常を経て，発がんに至るとされる[16]．

HPV 関連中咽頭がんでは喫煙，飲酒も発症に関連するとされ，たばこは HPV 感染に関係なく中咽頭がんの原因になる[17]．

2．HPV の型と子宮頸がん・中咽頭がんについて

子宮頸がんでは，適切な組織採取を行えば，子宮頸がんの 90〜100％に HPV 感染が確認される．また，90％以上からは特定の型(16，18，31，33，35，39，45，51，52，58 型など)のうち，いずれかの HPV-DNA が検出され，HPV16 と 18 陽性で全体の 70％程度を占める．

HPV 関連中咽頭がんは，子宮頸がんと比較して型特異性が高く，HPV16 が 80％，HPV18 が 3％

とされる[18]．

子宮頸がん，HPV 関連中咽頭がんにおける遺伝子変異について

現在，本邦でも次世代シークエンサーを用いたがん遺伝子検査が保険償還されている．2019 年，検体に血液と組織を用いた OncoGuide™ NCC オンコパネルと組織を用いた Foundation One® CDx がんゲノムプロファイルが，2021 年には血液を使用し，血液中の循環腫瘍 DNA をみる Foundation One® CDx がんゲノムプロファイルが保険償還され，実臨床で使用されている．

2020 年 ESMO のガイドラインでは，がん遺伝子パネル検査が日常臨床で推奨されるがん種として，非小細胞肺がん，前立腺がん，卵巣がん，胆管細胞がんを挙げている．なお，ガイドライン上では，子宮頸がんにおいては，腫瘍遺伝子変異量(tumor mutation burden；以下，TMB)測定が勧められている[19]．

1．子宮頸がん

HPV 由来の E6，E7 蛋白は主要ながん蛋白であり，発がんに関与しているとされる．ハイリスク型 HPV の E6 遺伝子および E7 遺伝子には不死化機能と形質転換機能があり，細胞周期調節因子である p53 経路と RB 経路を操作して染色体異常を誘発し，アポトーシスを阻害し，発がんを促進する[20]．

HPV 感染したがん細胞ではウイルス遺伝子のうち，E6 と E7 が必ず発現するため，がん化の責任遺伝子とされる．E6 と E7 はがん細胞内で p53 と RB を不活化しているが，他のがんにて高頻度にみられる p53 の変異や p16INK4a の発現低下は子宮頸がんではほとんどみられない．さらに，子宮頸がんでは血管内皮細胞増殖因子(vascular endothelial growth factor：VEGF)の発現が亢進している．

The Cancer Genome Atlas(TCGA)では，抗がん薬および放射線治療歴のない子宮頸がんの 178 サンプルを使用して検討したデータを報告してい

る[21]．組織型の内訳は，144人が扁平上皮がん，31人が腺がん，3人が腺扁平上皮がんであり，APOBECの突然変異，PIK3CA，EP300，FBXW7，HLA-B，PTEN，TP53，STK11，KRASなどの体細胞変異やコピー数異常が関係していると報告された．なお，組織が扁平上皮がんの場合は，治療につながるactionableな変異が少なく，腺がんでKRASやPIK3CAが多いとされた．また，子宮頸がんの約70％で，PI3K/MAPK/TGF-β経路の少なくとも何か一つに遺伝子変異をきたすとされ，PIK3CAの変異は，HPV陽性の頭頸部扁平上皮がん（以下，HNSCC）に類似していた．

APOBECとは，HIVなどのレトロウイルス感染を排除するための細胞側の抗ウイルス因子を指す．子宮頸がんでは以前より，APOEBC3がHPVゲノムに変異を蓄積することで，発がんに関与する可能性が示唆されていたが[22]，頭頸部がんでも同様の変異がみられることが報告された[23]．

HPV起因の子宮頸がんの進行はintegrationと密接に関連しており，8q24.21への組み込みが多いとされる[24]．HPV18陽性がんの100％，HPV16陽性がんの80％，HPV31陽性がんの81％がウイルスの組み込みを示すことが報告されている[25]．HPVの組み込みにより，細胞の形質転換に関与するE6およびE7ウイルスがん遺伝子の発現が増加するとされる．

2．HPV関連中咽頭がん

HPV関連中咽頭がんは，非関連中咽頭がんと比較して，遺伝子変異が有意に少ない．

Head and Neck Cancer Consortiumにて，279症例のHNSCC未治療症例（うちHPV関連がんは35症例，HPV陽性中咽頭がんは33例）のゲノム解析を行った．表2にHPV陽性頭頸部がんと陰性頭頸部がんの標的遺伝子の違いを示す．

HPV陽性頭頸部がんは，HPV陰性頭頸部がんと比較してPIK3CA増幅，FGFR3増幅が多く，TP53変異，HRAS増幅が少なかった．これに比較して，HPV陰性頭頸部がんでは，がん抑制遺伝子であるTP53変異，CDKN2Aの変異が明らかに

表2. HPV陽性頭頸部がんと陰性がんでの遺伝子変異の違いについて

	HPV陰性頭頸部がん n＝243	HPV陽性頭頸部がん n＝36
EGFR増幅	15%	6%
FGFR2増幅	10%	0%
ERBB2増幅	5%	3%
FGFR3増幅	2%	11%
Oncogene		
CCND1増幅	31%	3%
MYC増幅	14%	3%
HRAS増幅	5%	0%
PI(3)K		
PIK3CA増幅	34%	56%
PTEN増幅	12%	6%
PIK3R1増幅	1%	3%
腫瘍抑制遺伝子		
NF1	3%	0%
TP53変異	84%	3%
CDKN2A	58%	0%

多く，他EGFR増幅，FGFR2増幅，ERBB2増幅，HRAS増幅も多い傾向だった．

HPV陽性中咽頭がんとたばこ関連で生じた中咽頭がんを比較した報告でも同様であり，全体集団では，CDKN2A（15～22％），FAT1（5～23％），TP53（41～72％），CAPS8（5～9％），PIK3CA（8～21％），NOTCH1（10～21％）の変異が挙げられ，うちHPV陽性サブグループでは，PIK3CA（22～56％），FGFR2/3（11～14％）などの増幅が目立った[26]．

HPV関連中咽頭がんは子宮頸がんと異なり，特定の遺伝子領域でのintegrationは認められていない．しかし，integrationが認められる部分では，宿主ゲノムの不安定性が生じるため，周辺遺伝子の機能異常を経て，発がんに至るとされる[16]．

腫瘍免疫について

HPV感染は免疫機構により制御され，主にヘルパーT細胞を介してHPV感染細胞を除去する[27]．HPVのウイルス感染が慢性的に持続することで，CD8陽性エフェクターT細胞が疲弊し，発がんの過程で免疫寛容などの機序に働く．

固形がん全体で，マイクロサテライト不安定性（micro-satellite instability；MSI-H，TMB-H，

表 3. 子宮頸がんと頭頸部がんの MSI-H，TMB-H，PD-L1 の差異

	全体	子宮頸がん	頭頸部がん （HPV について記載なし）
人数	11,348	168	111
MSI-H	342(3.0%)	6(3.6%)	0
TMB-H	877(7.7%)	13(7.7%)	6(5.4%)
PD-L1 発現	2,887(25.4%)	74(44.0%)	72(64.9%)

PD-L1）の発現をみた報告では，全がん種 11,348 人中 877 人が TMB-H（7.7%）（カットオフ値 17mut/Mb 以上），342 人（3.0%）が MSI-H，2,887 人（25.4%）が PD-L1 陽性であった．ESMO のガイドラインでも子宮頸がんにて TMB-H 測定が推奨されているとおり，TMB-H は治療選択肢につながる情報の一つである[28]．表 3 に固形がん全体，子宮頸がん，頭頸部がんでの MSI-H，TMB-H，PD-L1 の比較を記す．

なお，Wang らの報告では HPV 感染が HNSCC 患者の TMB またはネオアンチゲン数を直接増加させないことを報告している[29]．

子宮頸がん・HPV 関連中咽頭がんにおける予防方法

厚生労働省の「科学的な根拠に基づくがん予防・がん検診の充実」の中間評価指標では，がんの一次予防（がんを未然に防ぐことが目的，がんにならないための予防）とがんの二次予防（がんを早期に発見し早期に治療することでがんによる死亡を減らすこと：がん検診）について明記している．

子宮頸がんにおいては，一次予防に HPV ワクチン（本邦でも承認），二次予防に頸部細胞診，HPV 検査が挙げられる．中咽頭がんにおいては，FDA にて nonavalent 9 価ワクチンが承認されている．口腔内感染を抑えることは示されているが，中咽頭がん発症そのものを抑制したデータは今のところはない．

また，中咽頭がんを含めた頭頸部がんには検診制度がなく，リンパ節転移など病勢が進行した段階で受診をすることが多く，初診の段階で進行がんであることが多い．

まとめ

子宮頸がんと HPV 関連中咽頭がんの発がんには，ハイリスク HPV の持続感染が原因となる．また，HPV の型特異性は HPV 関連中咽頭がんで高いとされる．

宿主への HPV integration において，子宮頸がんでは特定の部位への integration が高いものの，中咽頭がんにおいては特定されていない．TCGA の報告では，両者とも APOBEC の変異がみられることが示されており，今後のさらなる報告が待たれる．

文 献

1) Alhamlan FS, Alfageeh MB, Al Mushait MA, et al：Human Papillomavirus-Associated Cancers. Adv Exp Med Biol, **1313**：1-14, 2021.

2) Sung H, Ferlay J, Siegel RL, et al：Global Cancer Statistics 2020：GLOBOCAN Estimates of Incidence and Mortality Worldwide for 36 Cancers in 185 Countries. CA Cancer J Clin, **71**(3)：209-249, 2021.

3) IARC Working Group on the Evaluation of Carcinogenic Risks to Humans：Biological agents. IARC Monogr Eval Carcinog Risks Hum, **100**(Pt B)：1-441, 2012.

4) Hama T, Tokumaru Y, Fujii M, et al：Prevalence of human papillomavirus in oropharyngeal cancer：a multicenter study in Japan. Oncology, **87**(3)：173-182, 2014.

5) Berman TA, Schiller JT：Human papillomavirus in cervical cancer and oropharyngeal cancer：One cause, two diseases. Cancer, **123**(12)：2219-2229, 2017.

6) Franco EL, Villa LL, Sobrinho JP, et al：Epidemiology of acquisition and clearance of cervical human papillomavirus infection in women from a high-risk area for cervical cancer. J

Infect Dis, **180**(5)：1415-1423, 1999.

7）Schiffman M, Kjaer SK：Chapter 2：Natural history of anogenital human papillomavirus infection and neoplasia. J Natl Cancer Inst Monogr, **31**：14-19, 2003.

8）Scudellari M：HPV：Sex, cancer and a virus. Nature, **503**(7476)：330-332, 2013.

9）Taberna M, Mena M, Pavón MA, et al：Human papillomavirus-related oropharyngeal cancer. Ann Oncol, **28**(10)：2386-2398, 2017.

10）Löning T, Ikenberg H, Becker J, et al：Analysis of oral papillomas, leukoplakias, and invasive carcinomas for human papillomavirus type related DNA. J Invest Dermatol, **84**(5)：417-420, 1985.

11）Gillison ML, Koch WM, Capone RB, et al：Evidence for a causal association between human papillomavirus and a subset of head and neck cancers. J Natl Cancer Inst, **92**(9)：709-720, 2000.
　Summary　中咽頭がんにおいてHPVが関連しているという初の報告である.

12）Giuliano AR, Lee JH, Fulp W, et al：Incidence and clearance of genital human papillomavirus infection in men(HIM)：a cohort study. Lancet, **377**(9769)：932-940, 2011.

13）Mork J, Lie AK, Glattre E, et al：Human Papillomavirus Infection as a Risk Factor for Squamous-Cell Carcinoma of the Head and Neck. N Eng J Med, **344**(15)：1125-1131, 2001.

14）Califano J, van der Riet P, Westra W, et al：Genetic progression model for head and neck cancer：implications for field cancerization. Cancer Res, **56**(11)：2488-2492, 1996.

15）Elrefaey S, Massaro MA, Chiocca S, et al：HPV in oropharyngeal cancer：the basics to know in clinical practice. Acta Otorhinolaryngol Ital, **34**(5)：299-309, 2014.

16）Akagi K, Li J, Broutian TR, et al：Genome-wide analysis of HPV integration in human cancers reveals recurrent, focal genomic instability. Genome Res, **24**(2)：185-199, 2014.

17）Anantharaman D, Muller DC, Lagiou P, et al：Combined effects of smoking and HPV16 in oropharyngeal cancer. Int J Epidemiol, **45**(3)：752-761, 2016.
　Summary　HPV関連中咽頭がんは，発症に喫煙も関係するという報告である.

18）Kreimer AR, Clifford GM, Boyle P, et al：Human papillomavirus types in head and neck squamous cell carcinomas worldwide：a systematic review. Cancer Epidemiol Biomarkers Prev, **14**(2)：467-475, 2005.

19）Mosele F, Remon J, Mateo J, et al：Recommendations for the use of next-generation sequencing(NGS)for patients with metastatic cancers：a report from the ESMO Precision Medicine Working Group. Ann Oncol, **31**(11)：1491-1505, 2020.

20）Ojesina AI, Lichtenstein L, Freeman SS, et al：Landscape of genomic alterations in cervical carcinomas. Nature, **506**(7488)：371-375, 2014.

21）Integrated genomic and molecular characterization of cervical cancer. Nature, **543**(7645)：378-384, 2017.

22）Vartanian JP, Guétard D, Henry M, et al：Evidence for editing of human papillomavirus DNA by APOBEC3 in benign and precancerous lesions. Science, **320**(5873)：230-233, 2008.

23）Roberts SA, Lawrence MS, Klimczak LJ, et al：An APOBEC cytidine deaminase mutagenesis pattern is widespread in human cancers. Nat Genet, **45**(9)：970-976, 2013.

24）Peter M, Stransky N, Couturier J, et al：Frequent genomic structural alterations at HPV insertion sites in cervical carcinoma. J Pathol, **221**(3)：320-330, 2010.

25）Pirami L, Giachè V, Becciolini A：Analysis of HPV16, 18, 31, and 35 DNA in pre-invasive and invasive lesions of the uterine cervix. J Clin Pathol, **50**(7)：600-604, 1997.

26）Hayes DN, Van Waes C, Seiwert TY：Genetic Landscape of Human Papillomavirus-Associated Head and Neck Cancer and Comparison to Tobacco-Related Tumors. J Clin Oncol, **33**(29)：3227-3234, 2015.
　Summary　HPV関連中咽頭がんと喫煙が起因で発症した中咽頭がんとの比較である.

27）Höpfl R, Heim K, Christensen N, et al：Spontaneous regression of CIN and delayed-type hypersensitivity to HPV-16 oncoprotein E7. Lancet, **356**(9246)：1985-1986, 2000.

28）Vanderwalde A, Spetzler D, Xiao N, et al：Microsatellite instability status determined by next-generation sequencing and compared with PD-L1 and tumor mutational burden in 11,348 patients. Cancer Med, **7**(3) : 746-756, 2018.

29) Wang J, Sun H, Zeng Q, et al : HPV-positive status associated with inflamed immune microenvironment and improved response to anti-PD-1 therapy in head and neck squamous cell carcinoma. Sci Rep, **9**(1) : 13404, 2019.

四季を楽しむ ビジュアル 嚥下食レシピ

好評書

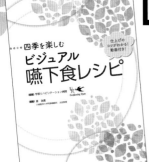

監修・執筆 宇部リハビリテーション病院
田辺のぶか，東　栄治，米村礼子

編集 原　浩貴（川崎医科大学耳鼻咽喉科　主任教授）

2019年2月発行　B5判　150頁　定価3,960円（本体3,600円＋税）

見て楽しい、食べて美味しい、四季を代表する22の嚥下食レシピを掲載！
お雑煮からバーベキュー、ビールゼリーまで、イベント食、お祝い食に大活躍！
詳細な写真付きの工程説明と、仕上げのコツがわかる動画で、作り方が見て
わかりやすく、嚥下障害の基本的知識も解説された、充実の1冊です。

目次

食べやすさ，栄養，見た目，
味を追及したレシピ！

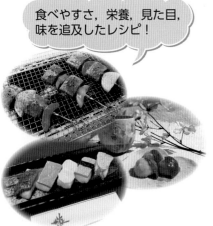

豊富な写真で工程
が見てわかる！

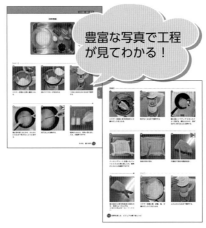

動画付きで仕上げの
コツが見てわかる！

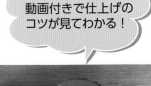
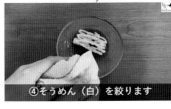

④そうめん（白）を絞ります

全日本病院出版会
〒113-0033 東京都文京区本郷 3-16-4　Tel：03-5689-5989
www.zenniti.com　Fax：03-5689-8030

MB ENT, 281：77-80, 2023

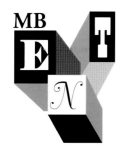

◆特集・ヒトパピローマウイルス(HPV)—ワクチン接種の積極的勧奨にあたり知っておくべき知識—

HPV 陽性中咽頭がんを対象とした治療開発(外科手術を中心に)

西村　在*1　横田知哉*2

Abstract　HPV 陽性中咽頭がんは，従来の喫煙，アルコール関連の頭頸部扁平上皮がんに比べて，より若く健康な集団に発生し，治癒する患者の割合も高い．HPV 陽性中咽頭がんの標準治療は手術または化学放射線療法(CRT)であるが，手術，非手術治療の治療内容にかかわらず予後は良好である．このため，近年 HPV 陽性中咽頭がんに対して治療強度を弱め低侵襲な治療を行う(de-escalation)試みが臨床試験として多く行われている．本稿ではこれら臨床試験について，外科的切除を軸に据えた治療開発を中心に解説する．

Key words　経口的手術(transoral surgery)，経口的ロボット支援手術(transoral robotic surgery：TORS)，低侵襲治療(minimally invasive therapy)，de-escalation

はじめに

HPV 陽性中咽頭がんは，従来の喫煙，アルコール関連の頭頸部扁平上皮がんに比べてより若く健康な集団に発生し，治癒する患者の割合も高い．そのため，HPV 陽性中咽頭がんに対して de-escalation を試みる臨床試験が多く行われているが，未だ HPV 感染の有無で治療方針を変更するエビデンスは不十分である．

歴史的に，中咽頭がんの治療は放射線治療(RT)を含む非手術療法を基軸としたアプローチに依存してきた．これは中咽頭がんの外科的切除は高侵襲となることが多いため，機能温存を図るためであった．しかし，非手術治療も決して有害事象が少ないわけではなく，RT による口腔乾燥や皮膚硬化などの合併症を生じる．さらに，HPV 陽性中咽頭がんは若年発症であるため，多くの患者が治療後長期にわたり治療関連晩期毒性と付き合っていく必要がある．

一方，近年の手術手技の開発により T1～T2 期の中咽頭がんに対する手術治療は増加している．特に，経口的アプローチによる咽喉頭がんの確実な切除が可能となり，複数の経口的鏡視下手術が開発されている．経口的鏡視下手術には，北米，韓国，欧州などで行われている手術支援ロボットを利用した経口的ロボット支援手術(transoral robotic surgery：TORS)，本邦で多く行われている拡張型喉頭鏡または硬性内視鏡を用いる transoral videolaryngoscopic surgery(TOVS)，彎曲型咽喉頭鏡で展開し上部消化管内視鏡観察下で行う endoscopic laryngo-pharyngeal surgery(ELPS)などがあり，中咽頭がんに加え，下咽頭・声門上がんを対象として実施されている．これらの手術法は外切開法と比べ低侵襲であり，HPV 陽性中咽頭がんに対する低侵襲治療の新たな基軸として期待されている．

HPV 陽性中咽頭がんに対する低侵襲治療として，①CRT における放射線量低減または併用抗

*1 Nishimura Ari，〒 411-8777 静岡県駿東郡長泉町下長窪 1007　静岡県立静岡がんセンター消化器内科，チーフレジデント
*2 Yokota Tomoya，同，医長

表 1. HPV 陽性中咽頭がんに対する手術療法の臨床試験とその結果

臨床試験	対象	試験デザイン	結果
ORATOR 試験[2] (HPV 陰性を含む)	T1-2N0-2b(AJCC 7th)	Phase 2 RT 単独(＋CDDP)vs. TORS＋ND	OS：HR 0.83, 95%CI 0.21-8.35 PFS：HR 1.07, 95%CI 0.28-4.01
ORATOR2 試験[3] (HPV 陽性のみ)	T1-2N0-2(UICC 8th)	Phase 2 weekly CDDP＋RT vs. TORS＋ND	試験中止
ECOG3311 試験[4] (HPV 陽性のみ)	T1-2N1-2b(AJCC 7th) TORS＋ND 後中間リスク群	Phase 2 術後 RT(50 Gy/25 fr)vs. RT(60 Gy/30 fr)	2 年 PFS 94.9% vs. 96.0%

RT：放射線治療, CDDP：シスプラチン, TORS：経口的ロボット支援手術, ND：頸部郭清, HR：ハザード比, 95%CI：95%信頼区間, OS：全生存期間, PFS：無増悪生存期間

がん薬の変更, ② 一次治療としての経口切除と RT の比較, ③ 経口切除後の術後補助治療の強度低減, ④ 導入化学療法による一次治療の強度低減, などが試みられている. 本稿ではこうした低侵襲治療について, 手術治療を中心とした臨床試験の結果を交えて記す.

手術療法の開発

中咽頭がんを対象とした手術療法は, 経口切除法の開発により大きく変化を遂げてきた. 側壁がんは拡大扁桃摘出術, 舌根部および後壁がんであれば頸部外切開アプローチによる腫瘍切除が行われ, 進行がんでは喉頭摘出, 必要に応じて下顎離断を行い, 視野を十分に確保する必要があった. このように中咽頭がんはその解剖学的な複雑さにより手術難易度が高く, 術後の嚥下機能の低下も課題であった.

しかし, 近年手術デバイスの開発によって, 経口手術において術野の確保とより適切な切除ラインの確認が可能になった. また, 早期がんであっても, 一部の視野確保が困難な症例に関しては外切開による視野確保が必要であったが, ロボット支援により経口的切除が可能となった. 特に, 米国では根治的 RT の治療毒性が懸念されることを背景に, 低侵襲経口的手術の発展, 普及に伴って中咽頭がんの一次治療として手術治療が選択されることが劇的に増加している[1]. このような手術治療の開発に伴い, 現在低侵襲経口的手術治療(TORS など)と非手術治療(RT ± 化学療法)の比較, 低侵襲経口的手術の術後治療の強度低減を検

証する, 複数の無作為化試験が実施されている(表 1).

低侵襲経口的手術と非手術治療を比較した試験では ORATOR 試験[2], ORATOR2 試験[3]が報告されている. ORATOR 試験[2]は T1-2N0-2b(4 cm 以下)(AJCC 第 7 版)の中咽頭がん(HPV 陰性を含む)を対象とし, RT 群(70 Gy, N1-2 の場合は化学療法を併用)と TORS＋頸部郭清(ND)群(術後リスク因子に応じて CRT を追加)を比較した試験である. 主要評価項目は 1 年後の MDADI 平均スコアを用いた QOL であり, RT 群が TORS＋ND と比べて有意に良好な結果であった. Grade 3 以上の有害事象は, RT 群で嚥下困難, 難聴, 粘膜炎, TORS＋ND 群では嚥下困難に加え術後出血による死亡が 1 件含まれていた. 副次評価項目である OS(全生存期間), PFS(無増悪生存期間)は 2 群間で有意差は認められなかった. しかし, 試験サンプル数が 68 人(34 vs. 34)と小さかったこと, TORS＋ND 群で N0 症例であっても全例に ND が施行されていたこと, RT 群の N1 症例に対して化学療法を併用していたこと, さらに TORS＋ND 群において 70.6% と多くの症例で術後 CRT が施行されていたことなどが, QOL の結果に影響を及ぼした可能性がある.

HPV 陽性のみを対象とした ORATOR2 試験[3]は wCDDP＋RT(60 Gy)と TORS＋ND を比較するもので, TORS＋ND 群では病理学的リスク因子に応じて術後補助 RT(50〜60 Gy)が行われた. 主要評価項目はヒストリカルコントロールと比較した OS であるが, 追跡期間中央値 17 か月時点で

TORS＋ND 群において治療関連死亡が2件，心筋梗塞1件を含めて3件の死亡が発生したため，2年9か月後に試験が中止された．この時点までの症例解析では，Grade 2〜5の治療毒性発現割合はwCDDP＋RT群で67％，TORS＋ND群で71％であった．1年時点でのMDADI平均スコアは，両群で同等の結果であった．

ECOG3311試験[4]は，HPV陽性中咽頭がん T1-2N1-2b（AJCC第7版）に対して，TORS＋ND後の病理学的リスク因子に応じて，術後治療の低線量RTと標準線量RTを比較した試験である．本試験では病理学的リスク因子について，断端陰性（3 mm以上），N0-1，リンパ節節外浸潤（extranodal excision：ENE）のないものを低リスク群，断端近接（3 mm以下），リンパ節転移個数2〜4個，1 mm以下のENE，脈管浸潤，神経浸潤のあるものを中間リスク群，断端陽性，リンパ節転移個数5個以上，1 mm以上のENEがあるものが高リスク群と定義されており，同試験は中間リスク群に対する術後治療としての低線量RT（50 Gy/25 fr）群と標準線量RT（60 Gy/30 fr）群を比較するものである．主要評価項目である2年PFSは，低線量RT群で94.9％（90%CI：91.3-98.6％），標準RT群で96.0％（90%CI：92.8-99.3％）であり，低侵襲経口的手術後の中間リスク群に対する術後治療は50GyRT単独でも許容されることが示唆された．十分な効果が得られることが示された．

手術療法の開発では，TORSを治療開発の基軸とした臨床試験が行われている．しかし，ORATOR2試験で治療関連死亡が2例報告されているように，中咽頭がんの経口的切除では術後出血のリスクが問題となる．さらに，手術治療が低侵襲になっても術後CRTまたはRTが行われると長期的なQOLが損なわれるため，術前・術後の治療開発により，集学的治療全体でのde-escalationが必要といえるだろう．

また，本邦においても2022年4月に咽喉頭がんに対するロボット支援下手術が保険適用となったが，現時点ではでロボット支援手術の国内実施設は限定的であり，施設認定と執刀医のロボット手術術者認定が必要である．今後の手術支援ロボットと，ロボット手術手技の普及が待たれる．

導入化学療法，術前化学療法の開発

頭頸部扁平上皮がんにおける根治的治療の前に行われる導入化学療法は，OSを改善するエビデンスは確立されていない．そして，中咽頭がんにおける導入化学療法についてはNCCNガイドライン[5]においても統一の見解が得られていない．現在，HPV陽性中咽頭がんに対する導入化学療法に関する臨床試験では，導入化学療法の治療効果に応じた経口的手術での切除範囲の縮小が試みられている．

HIPPOCRATES試験[6]は，HPV関連中咽頭がんT1N1-3M0もしくはT2-3NanyM0を対象とし，導入化学療法（ドセタキセル＋シスプラチン＋5-FU）を3サイクル施行後，奏効が得られた症例に対して遊離組織移植や気管切開を伴わない低侵襲手術を施行し，術後照射を回避することを目指した第2相試験であり，主要評価項目は病理学的完全奏効割合である．同試験は現在本邦で進行中であり，結果の報告が待たれる．

HPV陽性中咽頭がんにおける導入化学療法は手術治療においては，進行中の試験が良好な結果であれば，根治的治療において大きな課題となるRTによる長期的なQOL低下を回避できる可能性がある．

まとめ

HPV陽性中咽頭がんの治療開発について，手術治療，導入化学療法に分けて主だった臨床試験の結果と進捗を示した．HPV陽性中咽頭がんは予後良好であるからこそ治療後のQOLが重要であり，手術治療だけでなく集学的治療全体としての治療開発が重要である．しかし，HPV陽性中咽頭がんに焦点を合わせた治療開発は未だ発展途上であり，今後も継続して新たな治療開発に着目し，知識をアップデートしていく必要がある．

文　献

1) Cracchiolo JR, Baxi SS, Morris LG, et al : Increase in primary surgical treatment of T1 and T2 oropharyngeal squamous cell carcinoma and rates of adverse pathologic features : National Cancer Data Base. Cancer, **122**(10) : 1523-1532, 2016. https://doi.org/10.1002/cncr.29938

2) Nicolas AC, Theurer J, Prisman E, et al : Radiotherapy versus transoral robotic surgery and neck dissection for oropharyngeal squamous cell carcinoma(ORATOR) : an open-label, phase 2, randomised trial. Lancet Oncol, **20**(10) : 1349-1359, 2019. https://doi.org/10.1016/S1470-2045(19)30410-3
Summary HPV 関連中咽頭がんに対する一次治療としての RT と TORS＋ND の比較では RT 群のほうが良好な結果であったが，TORS＋ND 群の術後 RT が QOL を低下させている可能性がある．

3) Palma DA, Prisman E, Bethelet E, et al : Assessment of Toxic Effects and Survival in Treatment Deescalation With Radiotherapy vs Transoral Surgery for HPV-Associated Oropharyngeal Squamous Cell Carcinoma : The ORATOR2 Phase 2 Randomized Clinical Trial. JAMA Oncol, **8**(6) : 1-7, 2022. https://doi.org/10.1001/jamaoncol.2022.0615

4) Ferris RL, Flamand Y, Weinstein GS, et al : Phase Ⅱ Randomized Trial of Transoral Surgery and Low-Dose Intensity Modulated Radiation Therapy in Resectable p16＋ Locally Advanced Oropharynx Cancer : An ECOG-ACRIN Cancer Research Group Trial(E3311). J Clin Oncol, **40**(2) : 138-149, 2022. https://doi.org/10.1200/JCO.21.01752
Summary HPV 関連中咽頭がんに対する TORS＋ND 術後，中間リスク群において術後 RT は標準線量と低減線量を比べて効果は同等であった．

5) National Comprehensive Cancer Network Guidelines in Oncology for Head and Neck Cancers Version 2 . 2022-April 26, 2022. https://www.nccn.org/professionals/physician_gls/pdf/head-and-neck.pdf

6) 局所進行切除可能 HPV 陽性中咽頭癌に対する導入化学療法後の低侵襲手術に関する第 2 相試験(jRCT1041220029). https://jrct.niph.go.jp/latest-detail/jRCT1041220029
Summary HPV 関連中咽頭がんに対する導入化学療法により，奏効が得られた症例に対して低侵襲手術を施行し，術後照射を回避することを目指した第 2 相臨床試験．

MB ENT, 281：81-86, 2023

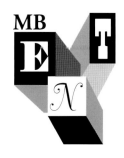

◆特集・ヒトパピローマウイルス（HPV）―ワクチン接種の積極的勧奨にあたり知っておくべき知識―

HPV 陽性中咽頭がんを対象とした治療開発（抗がん剤・免疫チェックポイント阻害薬・放射線治療）およびワクチン開発について

尾上琢磨[*1]　池内香子[*2]

Abstract HPV 陽性中咽頭がんにおける，外科手術以外の治療法として，導入化学療法，化学放射線療法，全身薬物療法などが行われる．導入化学療法の標準的レジメンはシスプラチン＋5-FU＋ドセタキセル療法と認識されているが，導入化学療法→化学放射線療法が化学放射線療法を上回る根治的治療であるかは，未だに議論が残る．転移・再発頭頸部がんでの一次標準治療は，シスプラチン＋5-FU＋ペムブロリズマブ療法，ペムブロリズマブ単剤療法，シスプラチン＋5-FU＋セツキシマブ療法などが選択肢となり，治療開始前に CPS（combined positive score）値を確認し，治療選択をすることが望ましい．白金製剤を含むレジメンに耐性となった後の二次治療には，ニボルマブなどが適応である．化学放射線療法の標準治療はシスプラチン 100 mg/m^2 3 週毎＋放射線照射（以下，RT）であるが，比較的治療反応性のよい HPV 陽性中咽頭がんにおいては，毒性軽減のために，薬物や RT 量の低減化が研究されている．HPV ワクチン接種により，HPV 陽性中咽頭がんの罹患率，死亡率を低下させるという大規模なデータはまだないが，本邦においてもワクチン接種率が向上することにより，明らかになることが期待される．

Key words HPV 陽性中咽頭がん（human papillomavirus-related oropharyngeal cancer），薬物療法（chemotherapy），シスプラチン（cisplatin），免疫チェックポイント阻害薬（immune checkpoint inhibitor），化学放射線療法（chemoradiation therapy），HPV ワクチン（HPV vaccine）

はじめに

HPV 陽性中咽頭がんにおける薬物療法としては，根治的治療の前に行われる導入化学療法（induction chemotherapy：ICT），放射線治療と薬物療法を同時に行う根治的な化学放射線療法（CRT），転移・再発例において症状緩和や生存期間の延長を目的に行われる全身薬物療法などが挙げられる．

根治的な放射線治療に，抗がん剤を追加する意義を検討するために行われたメタ解析（MACH-NC）[1]で，抗がん剤の放射線治療に対する上乗せ効果は，同時に併用する CRT が有意に高い有効性を示した．以上より，根治を目標とした標準治療は CRT であり，がん薬物療法は放射線治療の効果を高める役割を担っている．

HPV 陽性中咽頭がんは，HPV 非関連の頭頸部がんと比較して一般に予後良好であるため，特に低リスク群に対して，治療侵襲を軽減するために様々な研究が行われてきた．しかし，副作用の少ない薬剤の使用や照射線量の低減などの低侵襲治療は，現時点では，未だに確立された標準治療とまではいえず，引き続き治療開発が期待される．

[*1] Onoe Takuma，〒 673-8558 兵庫県明石市北王子町 13-70　兵庫県立がんセンター腫瘍内科，医長
[*2] Ikeuchi Kyoko，同科，フェロー

薬物療法

1．導入化学療法（ICT）

　1990年代，頭頸部扁平上皮がん切除可能例における初回治療としてのICTとして，シスプラチン+5-FU療法が行われるようになったが，無増悪生存期間と局所制御率の向上は，同時併用のCRTで有意に認められたため[1]，2000年代前半にはあまり施行されなくなった．しかし，新たな薬剤の登場とともに，CRTの前に強力な多剤併用療法を行うことで，局所と遠隔転移の制御による生存率の改善を目指し，ICTの研究は続けられている．2007年以降，シスプラチン+5-FU療法とシスプラチン+5-FU+ドセタキセル療法との大規模比較試験[2]~[4]や，これらを比較したメタ解析[5]から，レジメンとしてはシスプラチン+5-FU+ドセタキセル療法が優れていることが示され，ICTの標準的選択肢はシスプラチン+5-FU+ドセタキセル療法と認識されている．しかし，ICT（とそれに続くCRT）自体が，CRTを上回る標準治療であるとのコンセンサスには至っておらず，病期やPS（performance status）などの因子により，患者選択のうえで実施されているのが実情である．その理由として，強い治療強度が期待される反面，薬物療法の毒性により，後続する，より重要な治療パートであるCRTの治療強度が落ちる可能性などが懸念されている．

　HPV陽性中咽頭がんについて，治療強度の至適化を目指したICTの研究として，ECOG1308試験[6]がある．ICTとしてシスプラチン+パクリタキセル+セツキシマブ（EGFR阻害薬）療法を3サイクル実施し，完全奏効が得られた症例に対しては，後続するセツキシマブ併用のRTにおいて，線量を54Gyに低減する試みである．結果，特に低リスク症例，喫煙歴が少ない症例では，良好な生存率とQOLが確認された．

2．化学放射線療法（CRT）

　技術的に根治的切除が困難な症例，あるいは，喉頭温存希望や術後の著しい機能低下が避けられ

ないなどの理由により，結果的に手術が適応とならない症例においては，手術に代わる根治的治療として，CRTが標準治療と認識されている．併用される薬物療法としては，従来から現在に至るまで，高用量のシスプラチン100mg/m²3週毎+RTが標準治療である．しかし，腎機能障害・聴力障害が懸念されるなど，毒性の強い薬剤であり，何らかの理由により，高用量のシスプラチンが適さない場合には，シスプラチン40mg/m²毎週投与やカルボプラチン+5-FU療法などのレジメンが実臨床では用いられてきた．2006年に，根治的切除が困難な局所進行頭頸部扁平上皮がんを対象とした，放射線治療単独と放射線治療+セツキシマブの大規模比較試験[7]の結果が発表され，放射線治療+セツキシマブ群で，より良好な成績であったため，このレジメンも，高用量のシスプラチンが適応とならない症例では選択肢となり得る．

　そのような中，比較的治療反応性が良好なHPV陽性中咽頭がんにおいては，より毒性の軽い低侵襲な治療の確立を目指し，様々な研究が行われてきた．2019年に報告されたRTOG1016試験[8]，De-ESCALaTE-HPV試験[9]では，CRTにおいて標準薬であるシスプラチンの代わりに，セツキシマブを併用したが，毒性の低減は得られず，治療効果でも劣る結果となった．また，TROG12.01試験[10]では，CRTにおいてシスプラチン40mg/m²毎週投与とセツキシマブが比較されたが，セツキシマブ群で，治療コンプライアンスは低下，急性期有害事象は増加した一方，治療効果は同等であった．本邦で行われたJROSG12-2試験は，放射線治療+セツキシマブの実臨床転帰を評価するための前向き多施設観察研究で，その結果としては，高齢患者数が多く，治療完遂率は高くなく，粘膜炎や呼吸器合併症に注意を要するデータであった．

　以上より，HPV陽性中咽頭がんにおいても，CRTにおけるキードラッグは，これまで同様，シスプラチンと認識されているが，HPV陽性中咽頭がんの低リスク症例に関して，シスプラチン30

mg/m²毎週投与＋RT（線量低減 60 Gy）の CRT を行った第Ⅱ相試験[11]や，シスプラチン 40 mg/m²毎週投与＋RT（線量低減 60 Gy）を 6 週間で行う群と 60 Gy の RT を 5 週間に短縮して行う群を比較したランダム化第Ⅱ相試験[12]の結果も報告され，良好な治療成績と毒性プロファイルが示唆され，低リスクグループへの個別化治療に関するさらなる治療開発が期待されている．

3．術後化学放射線療法

1990 年代までは，複数の後方視的研究をもとに，局所進行頭頸部がんの根治的手術後は，放射線治療が追加されることが多かったが，それについての大規模な前向き試験はなく，再発リスク因子も様々に定義され，術後治療対象の整理と治療成績の向上が必要であった．これに答えるべく，欧州で EORTC22931 試験[13]，北米で RTOG95-01 試験[14]が行われた．これらの 2 つの試験結果と統合解析により，顕微鏡的断端陽性，リンパ節転移の節外浸潤陽性のいずれか，または両方を満たす，頭頸部がん術後再発 major risk 症例に対する追加標準治療は，シスプラチン 100 mg/m² 3 週毎＋RT と結論づけられた．その後，2020 年に本邦より報告された JCOG1008 試験[15]において，シスプラチン 40 mg/m²毎週投与＋RT が，シスプラチン 100 mg/m² 3 週毎＋RT に比較し，効果で非劣性，より良好な毒性プロファイルを示し，シスプラチン 40 mg/m²毎週投与が標準治療と認識されるに至った．

術後 CRT においても，HPV 陽性中咽頭がんに対して，治療強度を低減する試みがなされている．ECOG3311 試験[16]は，経口的切除後の病理学的な因子により，低リスク，中リスク，高リスクの 3 つの群に分け，それぞれに応じて治療強度の低減を試みた研究である．結果，低リスク群では追加治療なし，中リスク群でも線量を 50 Gy に低減できる可能性が示唆された．

根治的治療であれ，術後治療であれ，頭頸部がんに対する CRT は毒性が強く，今後も引き続き治療低減の試みが期待される．化学療法の有害事象に加えて，放射線治療の急性期有害事象には，皮膚炎，粘膜炎，口腔乾燥，嚥下痛・嚥下障害，味覚障害，嗄声，喉頭浮腫などがある．晩期有害事象には，骨・軟骨壊死，唾液腺障害，二次がん，甲状腺機能低下などがある．照射後は定期的に甲状腺機能を確認する必要がある．治療完遂のために，多職種的なアプローチが求められる．

4．全身薬物療法

再発や遠隔転移により，根治的な局所治療が適応とならない頭頸部がん症例については，症状緩和や生存期間延長を目的として，全身薬物療法が選択肢となる．頭頸部がんにおいては，長くプラチナ製剤と 5-FU がキードラッグとされてきたが，2008 年に，シスプラチン or カルボプラチン＋5-FU 療法にセツキシマブを追加することの是非を問う第Ⅲ相試験（EXTREME 試験）[17]の結果が公表され，セツキシマブ追加群で生存期間，腫瘍縮小，症状緩和，QOL 維持などの面で良好な結果を示したため，転移・再発頭頸部がんの一次治療の標準レジメンは，シスプラチン or カルボプラチン＋5-FU＋セツキシマブ療法とされ，頭頸部がん治療に分子標的治療薬が導入されることとなった．その後，がん治療開発の主流は免疫チェックポイント阻害薬の時代となり，間もなく転移・再発頭頸部がんでも研究が開始された．Check-Mate-141 試験[18][19]は，プラチナ製剤抵抗性の転移・再発頭頸部がんを対象に，抗 PD-1 抗体薬のニボルマブとその他の抗がん剤（ドセタキセル，メトトレキセート，セツキシマブから主治医が選択）とのランダム化比較試験で，ニボルマブによる生存期間の改善が証明され，プラチナ製剤抵抗性の転移・再発頭頸部がんの標準治療はニボルマブとの認識に至り，頭頸部がん領域でもがん免疫治療の時代が幕開けた．その後，より早い治療ラインでの開発が試みられ，KEYNOTE-048 試験[20]ではシスプラチン or カルボプラチン＋5-FU＋セツキシマブ療法と比較して，シスプラチン or カルボプラチン＋5-FU＋ペムブロリズマブ療法は良好な治療成績を示し，ペムブロリズマブ単剤療法

も CPS(PD-L1 発現の程度をスコア化した値)≧1
の症例において，良好な治療成績を示した．実臨
床においても，治療開始前に CPS による PD-L1
発現の確認が推奨され，その値やその他の患者因
子により，シスプラチン or カルボプラチン＋5-
FU＋ペムブロリズマブ療法，ペムブロリズマブ
単剤治療，シスプラチン or カルボプラチン＋5-
FU＋セツキシマブ療法などから，ベストなレジ
メンを選択すべきである．

免疫チェックポイント阻害薬使用にあたり，免
疫関連有害事象(immune-related adverse event：
irAE)を発症する可能性がある．皮膚障害，大腸
炎，肝機能障害，間質性肺炎，甲状腺機能障害や
糖尿病などの内分泌異常，重症筋無力症など，症
状は多岐にわたる．発症した場合は早期介入が必
要となるため，注意しなければならない．

HPV ワクチン

現在 2 価，4 価，9 価の HPV ワクチンが開発さ
れており，そのすべてが HPV 陽性中咽頭がんの
90％の原因となる HPV-16 に対する免疫賦活性を
有している．

しかし，HPV ワクチンが HPV 陽性中咽頭がん
の罹患率，死亡率を低下させたという大規模な
データはまだ存在しない．Berenson らは，HPV
ワクチン接種が経口 HPV 感染率を 7.2％から
4.2％に減少させたと報告している[21]．今後，ワク
チンを接種することにより，HPV 陽性中咽頭が
んの発症を予防することにつながる可能性はある．

また，男性の経口 HPV 持続性感染に対する
HPV ワクチンの有効性を調査する臨床試験など
も行われており，感染予防だけではなく，感染後
のワクチン接種の有効性に関しても，今後の報告
が待たれる．

本邦においては女子の一部の年齢でのみ公費が
助成されているが，任意での接種も可能である．
しかし，接種開始後すぐに積極的勧奨が差し控え
られた結果，本邦では接種がほとんど進んでいな
いのが現状である．欧米では男性への接種も勧め
られており，本邦においては男性への接種促進も
課題である．

まとめ

頭頸部がんにおいては，局所治療の一環とし
て，ICT，CRT，術後 CRT などが行われるが，
治療による毒性が強い．比較的，治療反応性が良
好な，HPV 陽性中咽頭がんに対しては，様々な治
療強度の低減に関する臨床研究が行われている．

転移・再発頭頸部がんに対しては，旧来のプラ
チナ製剤・5-FU などの抗がん剤に加えて，分子
標的治療薬や免疫チェックポイント阻害薬などが
保険適用となり，今後も治療選択肢が広がること
が予想される．HPV 陽性中咽頭がんにおいても
同様である．

中咽頭がんについては，まだ大規模なデータは
ないが，HPV ワクチンの接種促進により，HPV
感染や中咽頭がんの発症予防効果が期待される．

文 献

1) Pignon JP, Bourhis J, Domenge C, et al：Che-
motherapy added to locoregional treatment for
head and neck squamous-cell carcinoma：
three meta-analyses of updated individual
data. MACH-NC Collaborative Group. Meta-
Analysis of Chemotherapy on Head and Neck
Cancer. Lancet, **355**：949-955, 2000.

2) Pointreau Y, Garaud P, Chapet S, et al：Ran-
domized trial of induction chemotherapy with
cisplatin and 5-fluorouracil with or without
docetaxel for larynx preservation. J Natl Can-
cer Inst, **101**：498-506, 2009.

3) Vermorken JB, Remenar E, van Herpen C, et
al：Cisplatin, fluorouracil, and docetaxel in
unresectable head and neck cancer. N Engl J
Med, **357**：1695-1704, 2007.

4) Posner MR, Hershock DM, Blajman CR, et al：
Cisplatin and fluorouracil alone or with doc-
etaxel in head and neck cancer. N Engl J Med,
357：1705-1715, 2007.

5) Blanchard P, Bourhis J, Lacas B, et al：Tax-
ane-cisplastin-fluorouracil as induction che-
motherapy in locally advanced head and neck

cancers：an individual patient data meta-analysis of the meta-analysis of chemotherapy in head and neck cancer group. J Clin Oncol, **31**：2854-2860, 2013.

6）Marur S, Li S, Cmelak AJ, et al：E1308：Phase II trial of induction chemotherapy followed by reduced-dose radiation and weekly cetuximab in patients with HPV-associated resectable squamous cell carcinoma of the Oropharynx-ECOG-ACRIN Cancer Research Group. J Clin Oncol, **35**：490-497, 2017.

7）Bonner JA, Harari PM, Giralt J, et al：Radiotherapy plus cetuximab for squamous-cell carcinoma of the head and neck. N Engl J Med, **354**(6)：567-578, 2006.

8）Gillison ML, Trotti AM, Harris J, et al：Radiotherapy plus cetuximab or cisplatin in human papillomavirus-positive oropharyngeal cancer（NRG Oncology RTOG 1016）：a randomised, multicentre, non-inferiority trial. Lancet, **393**：40-50, 2019.

9）Mehanna H, Robinson M, Hartley A, et al：Radiotherapy plus cisplatin or cetuximab in low-risk human papillomavirus-positive oropharyngeal cancer（De-ESCALaTE HPV）：an open-label randomised controlled phase 3 trial. Lancet, **393**：51-60, 2019.

10）Rischin D, King M, Kenny L, et al：Randomised trial of radiotherapy with weekly cisplatin or cetuximab in low risk HPV-related oropharyngeal cancer（TROG 12.01）-a Trans-Tasman Radiation Oncology Group study. Int J Radiat Oncol Biol Phys, **111**：876-886, 2021.

11）Chera BS, Amdur RJ, Green R, et al：Phase II trial of de-intensified chemoradiotherapy for human papillomavirus-associated oropharyngeal squamous cell carcinoma. J Clin Oncol, **37**：2661-2669, 2019.

12）Yom SS, Torres-Saavedra P, Caudell JJ, et al：Reduced-dose radiation therapy for HPV-associated oropharyngeal carcinoma（NRG Oncology HN002）. J Clin Oncol, **39**：956-965, 2021.
Summary 喫煙歴が少ない T3, N2 までの症例で，シスプラチン毎週投与を併用する 60 Gy の化学放射線療法が良好な結果を示した．

13）Bernier J, Domenge C, Ozsahin M, et al：Post-operative irradiation with or without concomitant chemotherapy for locally advanced head and neck cancer. N Engl J Med, **350**：1945-1952, 2004.

14）Cooper JS, Pajak TF, Forastiere AA, et al：Postoperative concurrent radiotherapy and chemotherapy for high-risk squamous-cell carcinoma of the head and neck. N Engl J Med, **350**：1937-1944, 2004.
Summary 根治切除後，再発 major risk 因子を有する症例において，化学放射線療法群（シスプラチン 100 mg/m² 3 週毎＋RT）の放射線治療単独群に対する優越性が示された．

15）Kiyota N, Takahara M, Mizusawa J, et al：Weekly Cisplatin plus Radiation for Postoperative Head and Neck Cancer（JCOG1008）：A Multicenter, Noninferiority, Phase II/III Randomized Controlled Trial. J Clin Oncol, **40**(18)：1980-1990, 2022.
Summary 術後化学放射線療法で，シスプラチン 40 mg/m² 毎週投与が，シスプラチン 100 mg/m² 3 週毎に対して，効果で非劣性，副作用も軽度であった．

16）Ferris RL, Flamand Y, Holsinger FC, et al：A novel surgeon credentialing and quality assurance process using transoral surgery for oropharyngeal cancer in ECOG-ACRIN Cancer Research Group Trial E3311. Oral Oncol, **110**：104797, 2020.

17）Vermorken JB, Mesia R, Rivera F, et al：Platinum-based chemotherapy plus cetuximab in head and neck cancer. N Engl J Med, **359**：1126-1127, 2008.

18）Ferris RL, Blumenschein G Jr, Fayette J, et al：Nivolumab for Recurrent Squamous-Cell Carcinoma of the Head and Neck. N Engl J Med, **375**：1856-1867, 2016.

19）Yen CJ, Kiyota N, Hanai N, et al：Two-year follow-up of a randomized phase III clinical trial of nivolumab vs. the investigator's choice of therapy in the Asian population for recurrent or metastatic squamous cell carcinoma of the head and neck（CheckMate 141）. Head Neck, **42**：2852-2862, 2020.

20）Boutness B, Harrington KJ, Greil R, et al：Pembrolizumab alone or with chemotherapy versus cetuximab with chemotherapy for recurrent or metastatic squamous cell carcinoma of head and neck (KEYNOTE-048) : a randomized, open-label, phase 3 study. Lancet, **394** : 1915-1928, 2019.

21) Berenson AB, Hirth JM, Chang M : Prevalence of oral human papillomavirus infection : impact of sex, race/ethnicity, and vaccination status. Clin Infect Dis, **74**(7) : 1230-1236, 2022.

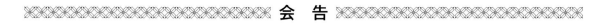

第 50 回　日本乳腺甲状腺超音波医学会学術集会

会　　期：2023 年 5 月 13 日（土）〜14 日（日）

会　　場：都市センターホテル

　　　　　〒102-0093　東京都千代田区平河町 2 丁目 4-1／TEL：03-3265-8211

会　　長：北川　亘（伊藤病院 外科）

テーマ：超音波魂で未来をひらく

プログラム〔予定〕：

　　特別講演，特別企画，教育セミナー，ライブデモ，委員会・研究部会企画セッション，乳房超音波
　　基礎・針生検講習会，甲状腺超音波ガイド下穿刺ハンズオンセミナー，一般演題，共催セミナー等

ホームページ：https://site2.convention.co.jp/50jabts/index.html

主催事務局：伊藤病院

　　　　　〒150-8308　東京都渋谷区神宮前 4 丁目 3-6

【運営事務局およびお問合せ先】

　　第 50 回日本乳腺甲状腺超音波医学会学術集会 運営事務局

　　日本コンベンションサービス株式会社 内

　　〒100-0013　東京都千代田区霞が関 1-4-2　大同生命霞が関ビル 14 階

　　E-mail：50jabts@convention.co.jp

FAX による注文・住所変更届け

改定：2015 年 1 月

　毎度ご購読いただきましてありがとうございます．

　読者の皆様方に小社の本をより確実にお届けさせていただくために，FAX でのご注文・住所変更届けを受けつけております．この機会に是非ご利用ください．

◎ご利用方法

　FAX 専用注文書・住所変更届は，そのまま切り離して FAX 用紙としてご利用ください．また，注文の場合手続き終了後，ご購入商品と郵便振替用紙を同封してお送りいたします．**代金が 5,000 円をこえる場合，代金引換便とさせて頂きます．**その他，申し込み・変更届けの方法は電話，郵便はがきも同様です．

◎代金引換について

　本の代金が 5,000 円をこえる場合，代金引換とさせて頂きます．配達員が商品をお届けした際に，現金またはクレジットカード・デビットカードにて代金を配達員にお支払い下さい(本の代金＋消費税＋送料)．(※年間定期購読と同時に 5,000 円をこえるご注文を頂いた場合は代金引換とはなりません．郵便振替用紙を同封して発送いたします．代金後払いという形になります．送料は定期購読を含むご注文の場合は頂きません)

◎年間定期購読のお申し込みについて

　年間定期購読は，1 年分を前金で頂いておりますため，代金引換とはなりません．郵便振替用紙を本と同封または別送いたします．送料無料，また何月号からでもお申込み頂けます．

　毎年末，次年度定期購読のご案内をお送りいたしますので，定期購読更新のお手間が非常に少なく済みます．

◎住所変更届けについて

　年間購読をお申し込みされております方は，その期間中お届け先が変更します際，必ずご連絡下さいますようよろしくお願い致します．

◎取消，変更について

　取消，変更につきましては，お早めに FAX，お電話でお知らせ下さい．

　返品は，原則として受けつけておりませんが，返品の場合の郵送料はお客様負担とさせていただきます．その際は必ず小社へご連絡ください．

◎ご送本について

　ご送本につきましては，ご注文がありましてから約 1 週間前後とみていただきたいと思います．お急ぎの方は，ご注文の際にその旨をご記入ください．至急送らせていただきます．2〜3 日でお手元に届くように手配いたします．

◎個人情報の利用目的

　お客様から収集させていただいた個人情報，ご注文情報は本サービスを提供する目的(本の発送，ご注文内容の確認，問い合わせに対しての回答等)以外には利用することはございません．

　その他，ご不明な点は小社までご連絡ください．

株式会社　全日本病院出版会　　〒113-0033 東京都文京区本郷 3-16-4-7F
電話 03(5689)5989　FAX03(5689)8030　郵便振替口座 00160-9-58753

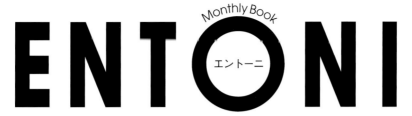

FAX 専用注文書

「Monthly Book ENTONI」誌のご注文の際は，このFAX専用注文書もご利用頂けます．また電話でのお申し込みも受け付けております．
毎月確実に入手したい方には年間購読申し込みをお勧めいたします．また各号1冊からの注文もできますので，お気軽にお問い合わせください．

バックナンバー合計
5,000円以上のご注文
は代金引換発送

―お問い合わせ先―
㈱全日本病院出版会 営業部
電話 03(5689)5989　　FAX 03(5689)8030

□年間定期購読申し込み　**No.**　　から

□バックナンバー申し込み

No.	-	冊	No.	-	冊	No.	-	冊	No.	-	冊
No.	-	冊	No.	-	冊	No.	-	冊	No.	-	冊
No.	-	冊	No.	-	冊	No.	-	冊	No.	-	冊
No.	-	冊	No.	-	冊	No.	-	冊	No.	-	冊

□他誌ご注文

	冊		冊

お名前	フリガナ	㊞	電話番号

ご送付先	〒　　-	
	□自宅　　□お勤め先	

領収書　　無 ・ 有　（宛名：　　　　　　　　　　　　）

FAX 03-5689-8030 全日本病院出版会行

年　　月　　日

住 所 変 更 届 け

お　名　前	フリガナ	
お客様番号		毎回お送りしています封筒のお名前の右上に印字されております8ケタの番号をご記入下さい。
新お届け先	〒　　　　　都　道 　　　　　　府　県	
新電話番号	（　　　　　）	
変更日付	年　　　月　　　日より	月号より
旧お届け先	〒	

※　年間購読を注文されております雑誌・書籍名に✓を付けて下さい。

☐ Monthly Book Orthopaedics （月刊誌）

☐ Monthly Book Derma. （月刊誌）

☐ Monthly Book Medical Rehabilitation （月刊誌）

☐ Monthly Book ENTONI （月刊誌）

☐ PEPARS （月刊誌）

☐ Monthly Book OCULISTA （月刊誌）

通常号⇒No.278 まで 本体 2,500 円＋税
　　　　 No.279 以降 本体 2,600 円＋税
※その他のバックナンバー, 各目次等
　の詳しい内容は HP
　(www.zenniti.com) をご覧下さい.

編集顧問：	本庄　巖	京都大学名誉教授
	小林　俊光	仙塩利府病院 耳科手術センター長
編集主幹：	曾根　三千彦	名古屋大学教授
	香取　幸夫	東北大学教授

No. 281　編集企画：
山﨑知子　埼玉医科大学国際医療センター教授

Monthly Book ENTONI No. 281

2023 年 3 月 15 日発行（毎月 1 回 15 日発行）
定価は表紙に表示してあります.
Printed in Japan

発行者　末　定　広　光
発行所　株式会社　全日本病院出版会
〒113-0033 東京都文京区本郷 3 丁目 16 番 4 号 7 階
　　　　　電話（03）5689-5989　Fax（03）5689-8030
　　　　　郵便振替口座 00160-9-58753

印刷・製本　三報社印刷株式会社　電話（03）3637-0005
広告取扱店　㈱日本医学広告社　電話（03）5226-2791